生命，因閱讀而大好

10000人實踐的教練式領導法，
改善當下的焦慮與不安

剋憂鬱心靈教練
川本義巳——著・伊之文——譯

一天3分鐘，擺脫憂鬱！

1日3分でうつをやめる

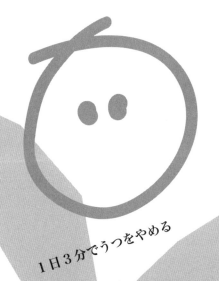

前言／

最有效的「抗憂鬱」方法

「心靈重開機計畫」

漫畫：細川貂貂

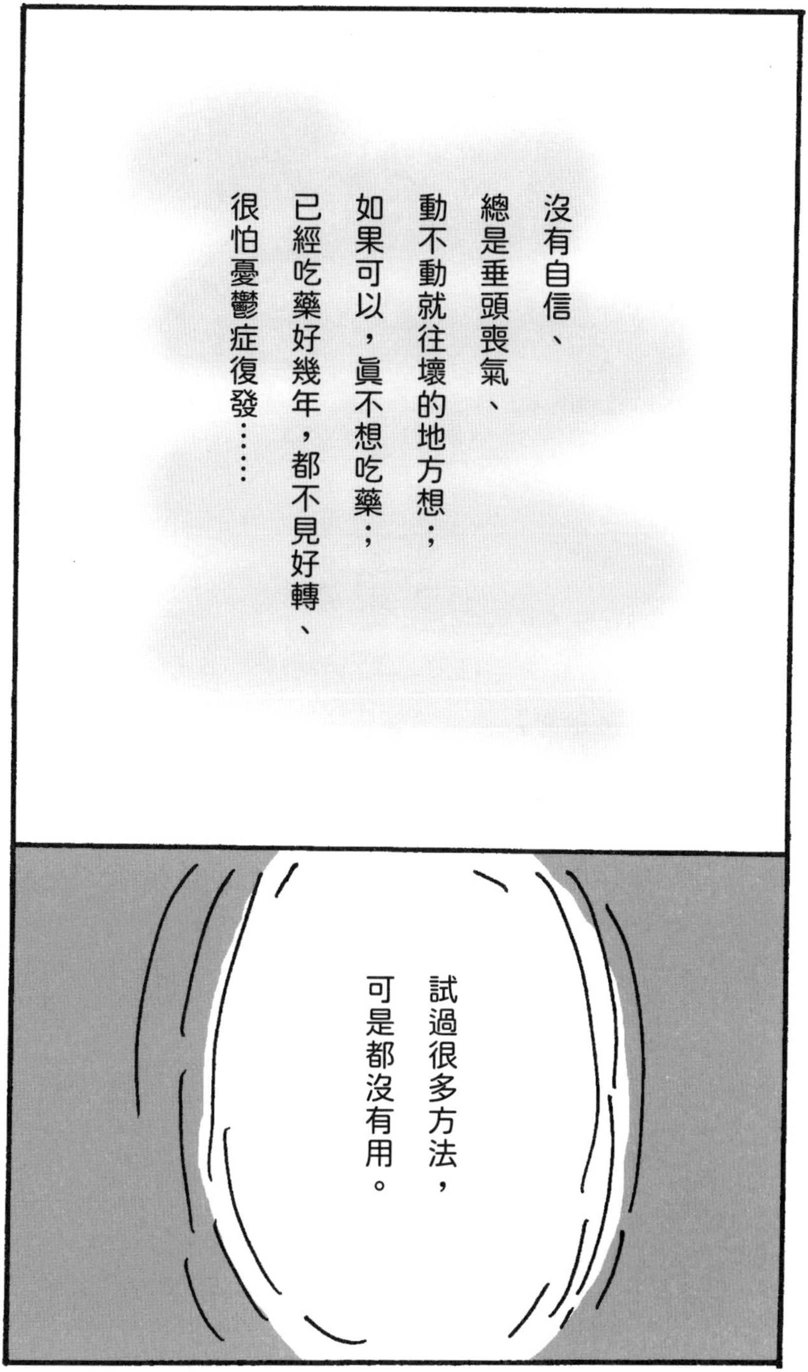
沒有自信、
總是垂頭喪氣、
動不動就往壞的地方想；
如果可以，眞不想吃藥；
已經吃藥好幾年，都不見好轉、
很怕憂鬱症復發……
試過很多方法，
可是都沒有用。

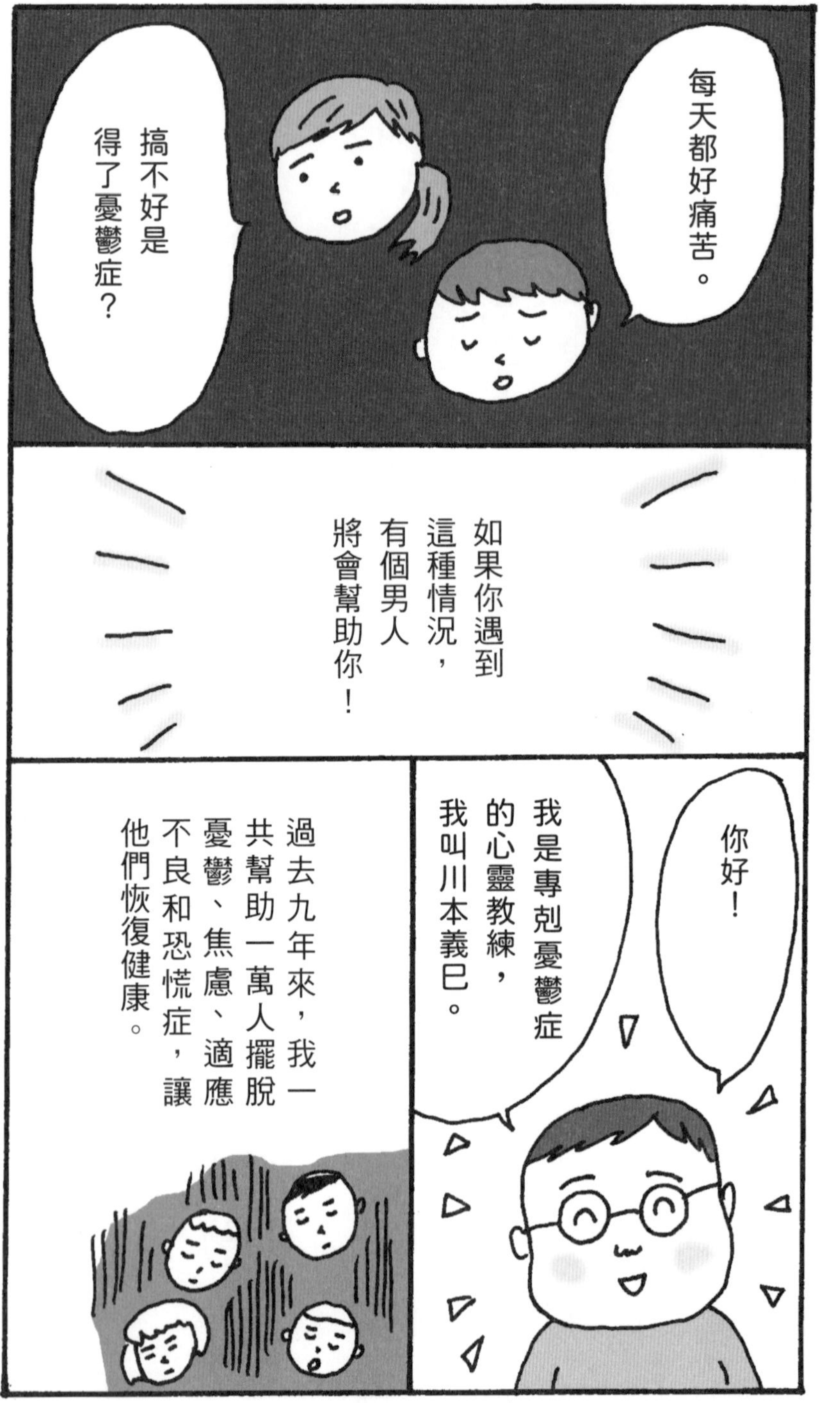
每天都好痛苦。
搞不好是得了憂鬱症？
如果你遇到這種情況，有個男人將會幫助你！
你好！
我是專剋憂鬱症的心靈教練，我叫川本義巳。
過去九年來，我一共幫助一萬人擺脫憂鬱、焦慮、適應不良和恐慌症，讓他們恢復健康。

老實說，
我也曾經是個憂鬱症患者。
我在換工作之後確診憂鬱症，
長達一年兩個月無法上班。
都是IT企業
工作量太大惹的禍。
我服用抗憂鬱藥物，
勉強回到工作崗位，
卻不覺得病情真的改善。
唉—
在那之後大約
六年間，
我的憂鬱症不
斷復發。
讓龍神
附在我身上
我甚至試過通靈，
但也不覺得有好轉。
喝啊

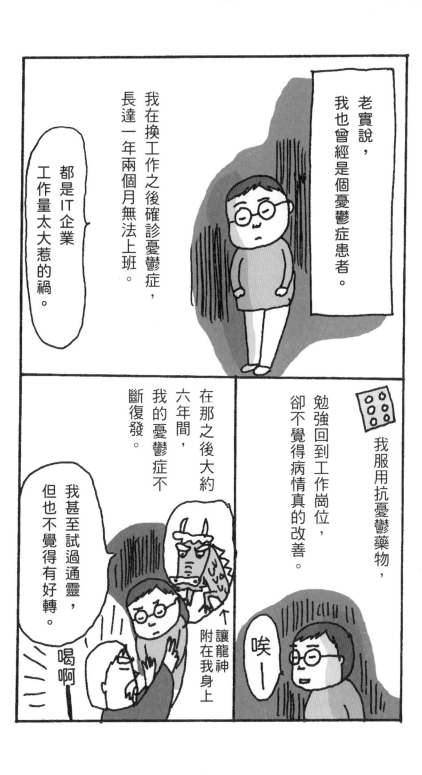

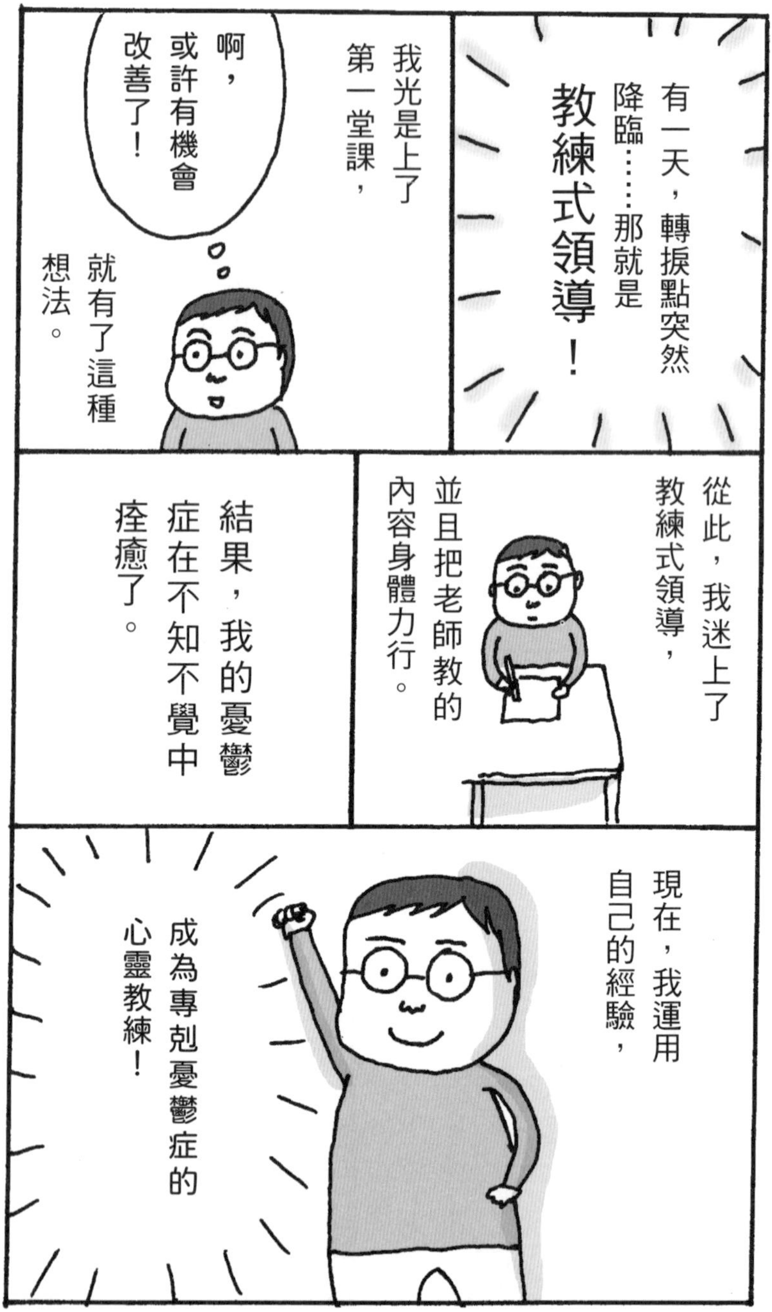
有一天，轉捩點突然降臨……那就是
教練式領導！
我光是上了第一堂課，
啊，或許有機會改善了！
就有了這種想法。
從此，我迷上了教練式領導，
並且把老師教的內容身體力行。
結果，我的憂鬱症在不知不覺中痊癒了。
現在，我運用自己的經驗，
成為專剋憂鬱症的心靈教練！

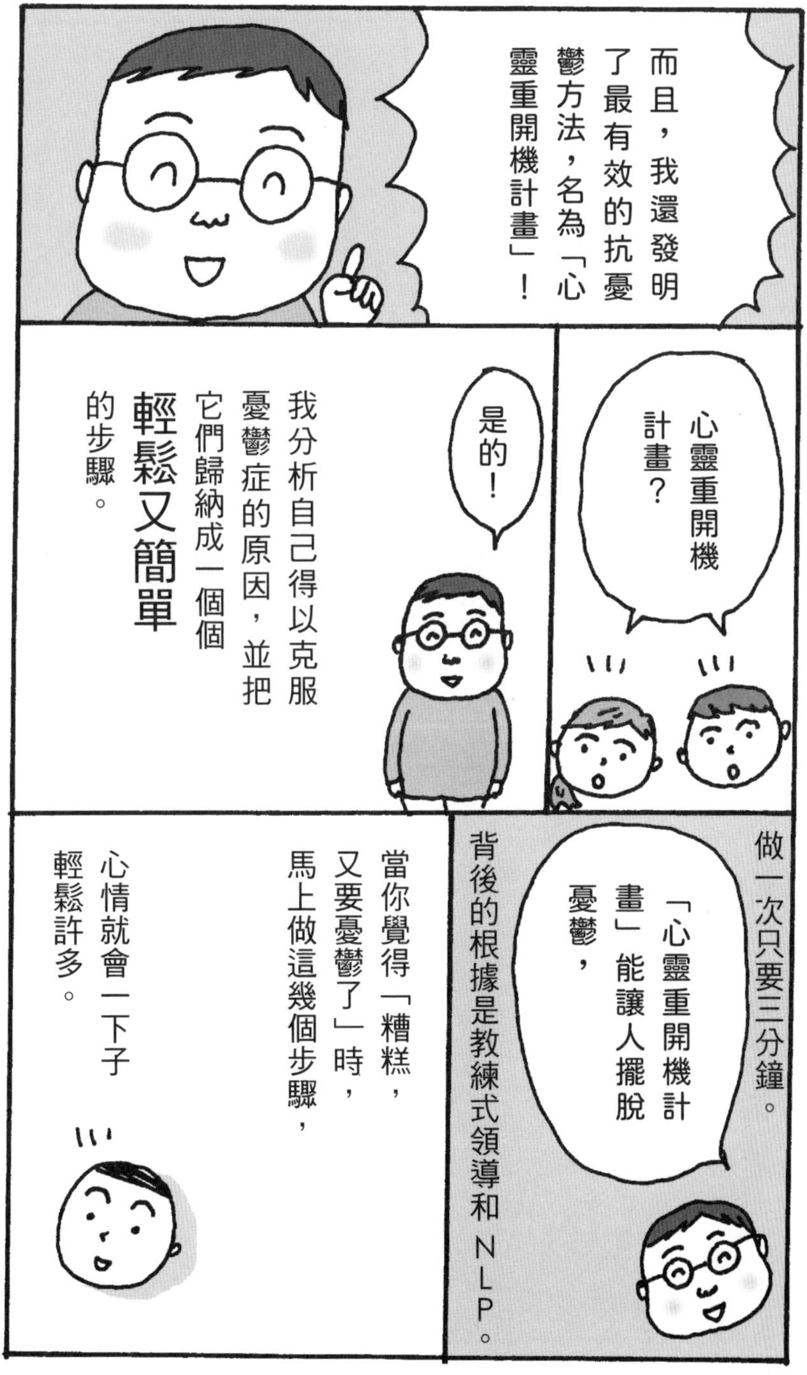
而且，我還發明了最有效的抗憂鬱方法，名為「心靈重開機計畫」！
心靈重開機計畫？
是的！
我分析自己得以克服憂鬱症的原因，並把它們歸納成一個個輕鬆又簡單的步驟。
做一次只要三分鐘。
「心靈重開機計畫」能讓人擺脫憂鬱，
背後的根據是教練式領導和NLP。
當你覺得「糟糕，又要憂鬱了」時，馬上做這幾個步驟，
心情就會一下子輕鬆許多。

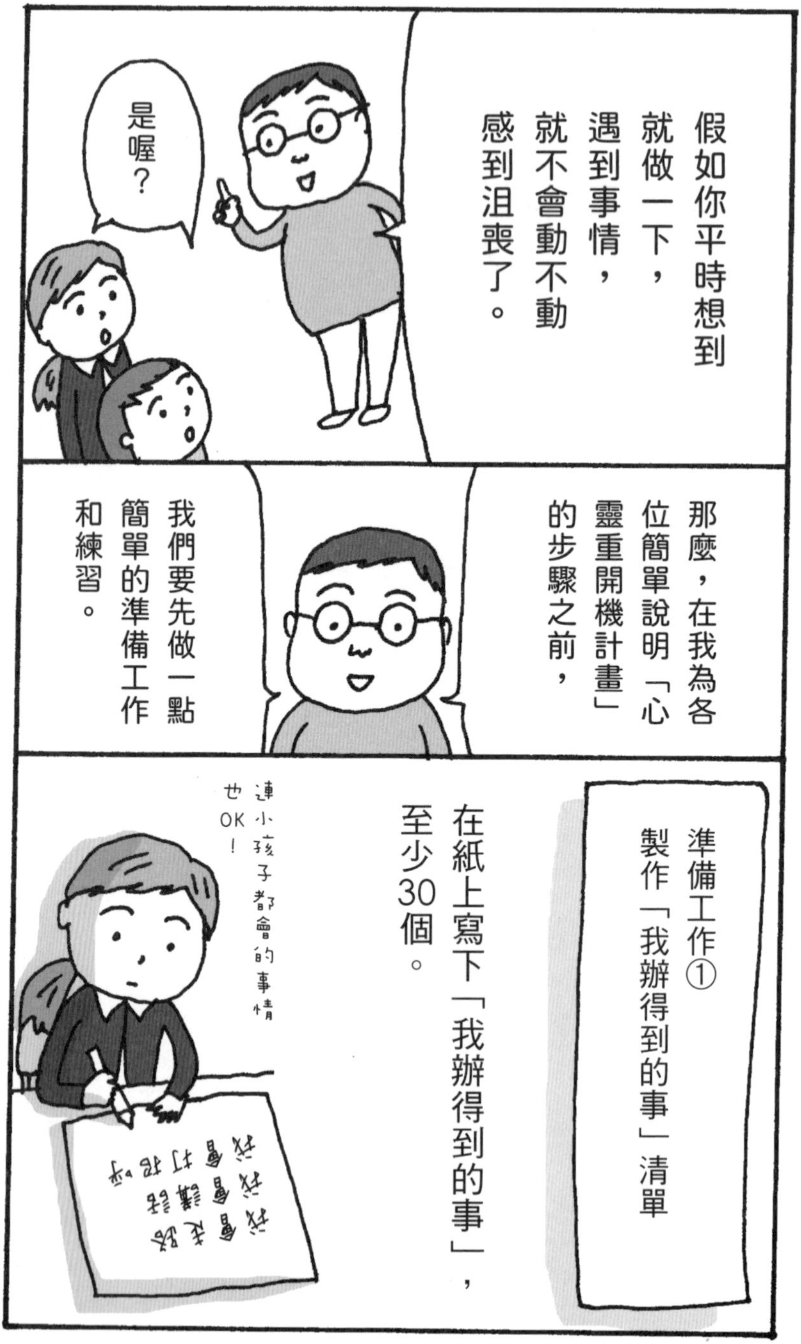
假如你平時想到就做一下，遇到事情，就不會動不動感到沮喪了。
是喔？
那麼，在我為各位簡單說明「心靈重開機計畫」的步驟之前，
我們要先做一點簡單的準備工作和練習。
準備工作① 製作「我辦得到的事」清單
在紙上寫下「我辦得到的事」，至少30個。
連小孩子都會的事情也OK！
我會走路
我會講話
我會打招呼

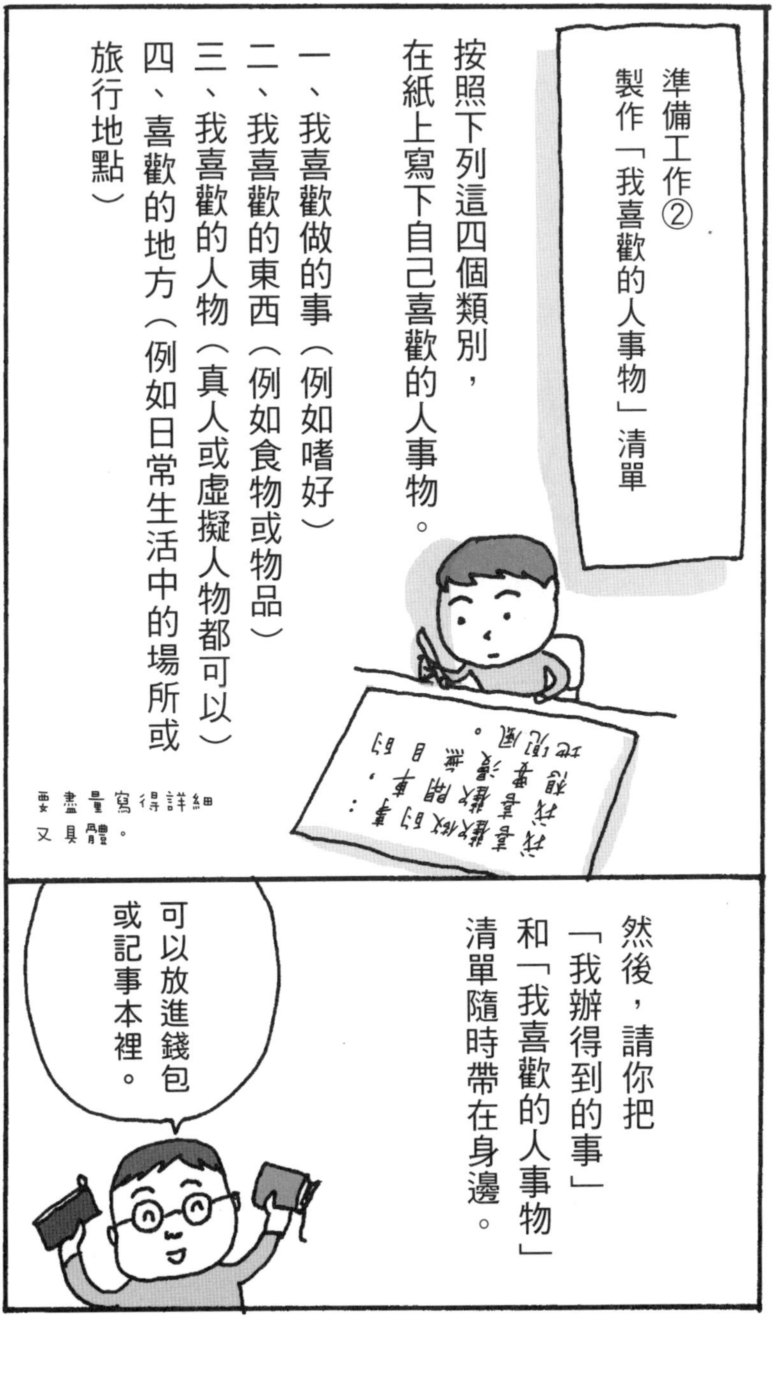
準備工作②
製作「我喜歡的人事物」清單
按照下列這四個類別，
在紙上寫下自己喜歡的人事物。
一、我喜歡做的事（例如嗜好）
二、我喜歡的東西（例如食物或物品）
三、我喜歡的人物（真人或虛擬人物都可以）
四、喜歡的地方（例如日常生活中的場所或旅行地點）
要盡量寫得詳細又具體。
然後，請你把「我辦得到的事」和「我喜歡的人事物」清單隨時帶在身邊。
可以放進錢包或記事本裡。

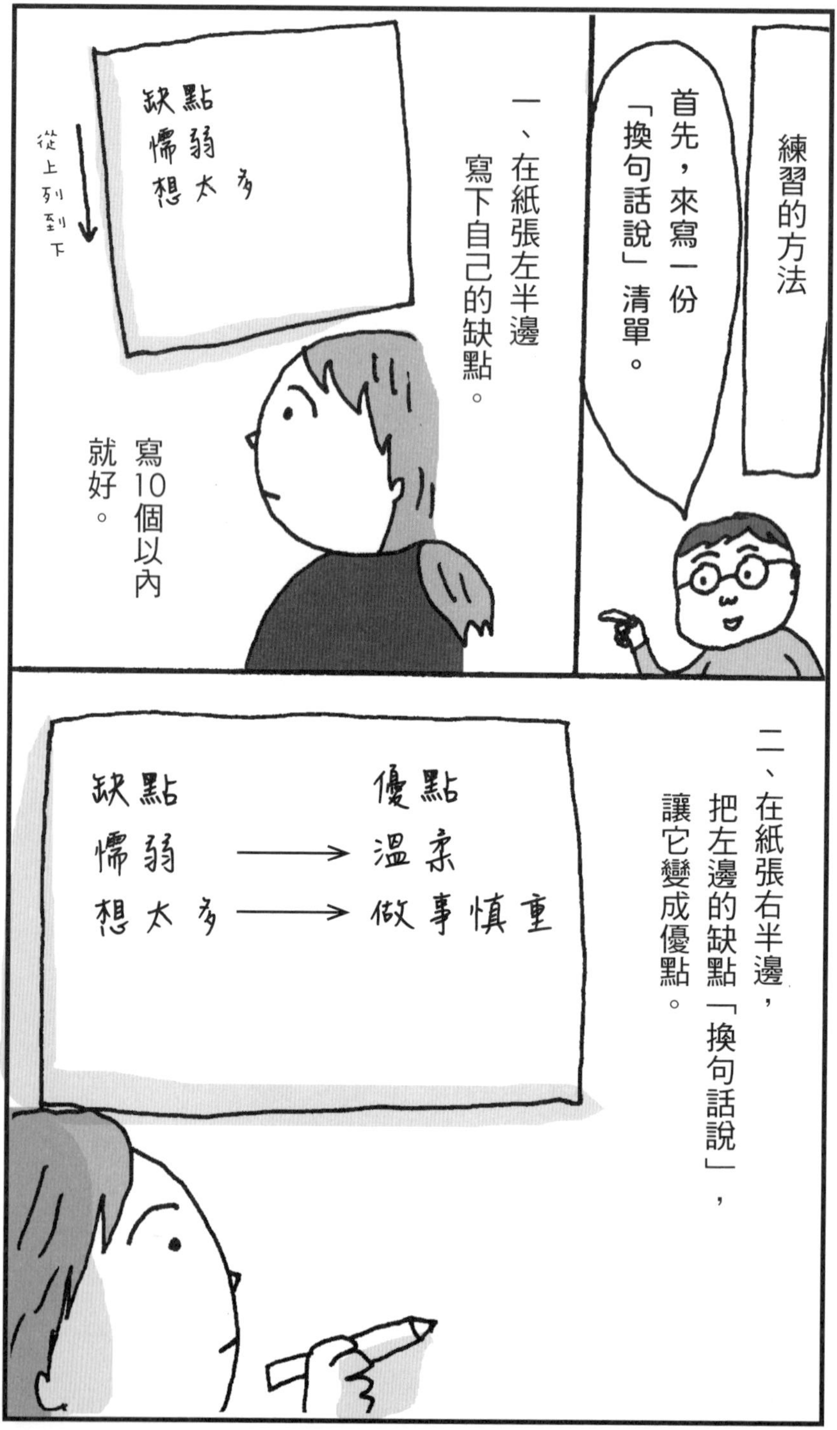

練習的方法
首先，來寫一份「換句話說」清單。
一、在紙張左半邊寫下自己的缺點。
缺點
懦弱
想太多
從上列到下
寫10個以內就好。
二、在紙張右半邊，把左邊的缺點「換句話說」，讓它變成優點。
缺點
懦弱
想太多
優點
溫柔
做事慎重

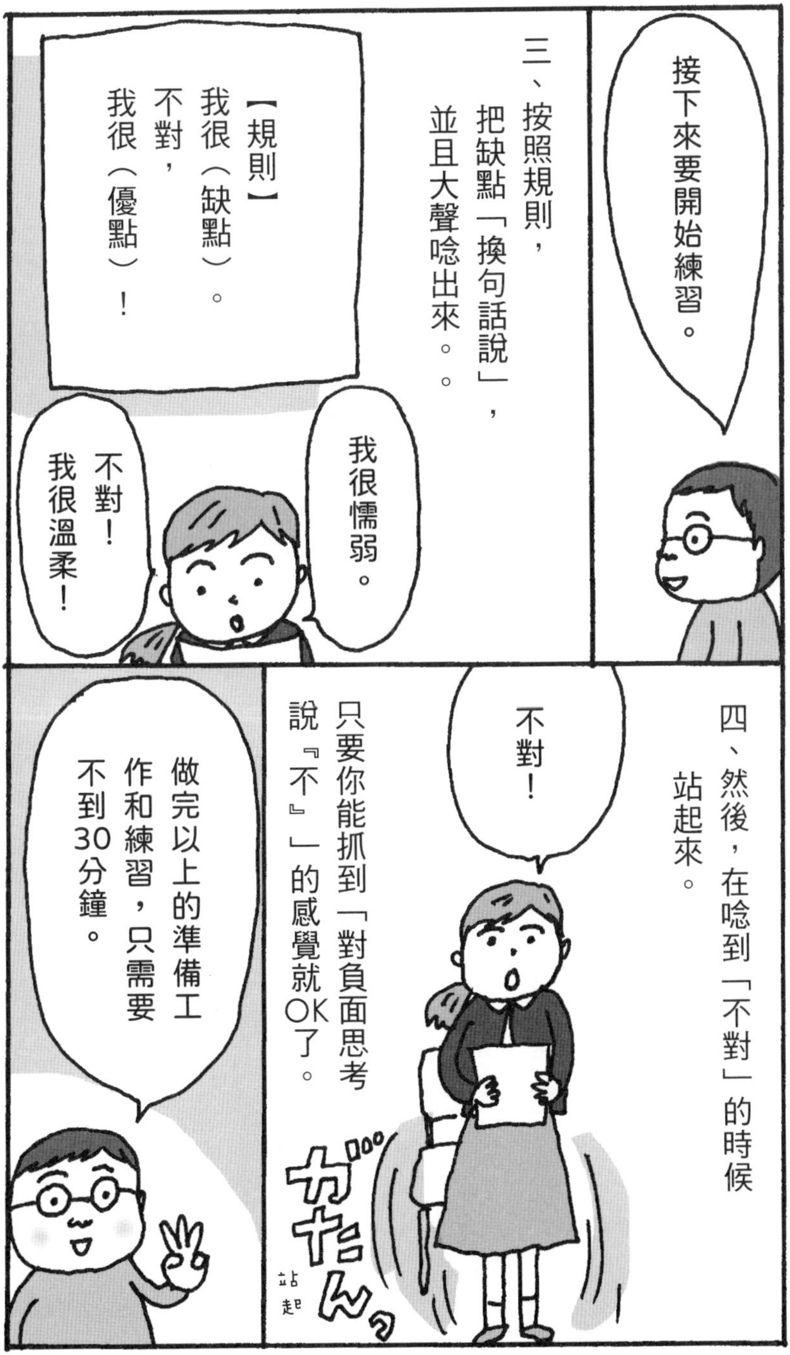
接下來要開始練習。
三、按照規則，
把缺點「換句話說」，
並且大聲唸出來。。。
【規則】
我很（缺點）。
不對，
我很（優點）！
我很懦弱。
不對！
我很溫柔！
四、然後，在唸到「不對」的時候
站起來。
不對！
只要你能抓到「對負面思考
說『不』」的感覺就OK了。
ガたんっ
站起
做完以上的準備工
作和練習，只需要
不到30分鐘。

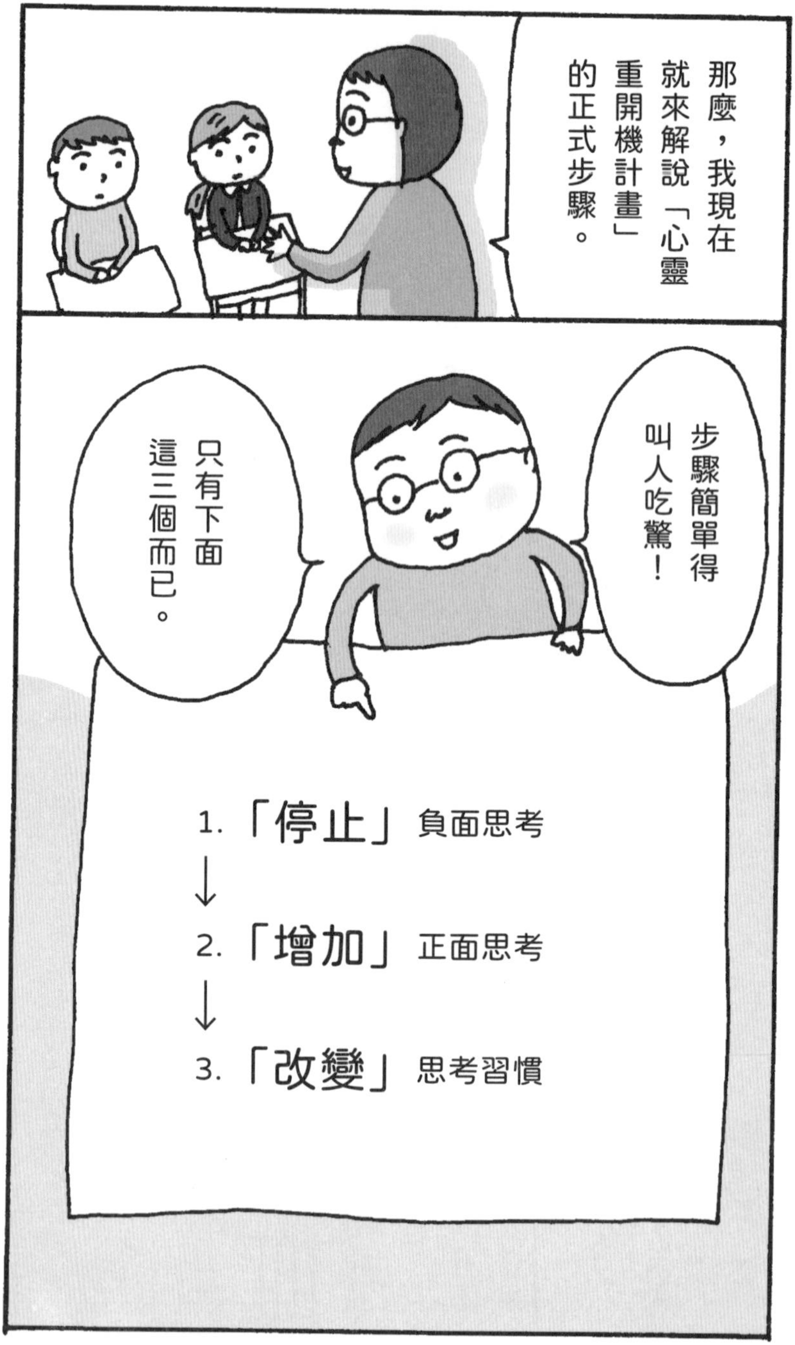
那麼，我現在就來解說「心靈重開機計畫」的正式步驟。
步驟簡單得叫人吃驚！
只有下面這三個而已。
1.「停止」負面思考
↓
2.「增加」正面思考
↓
3.「改變」思考習慣

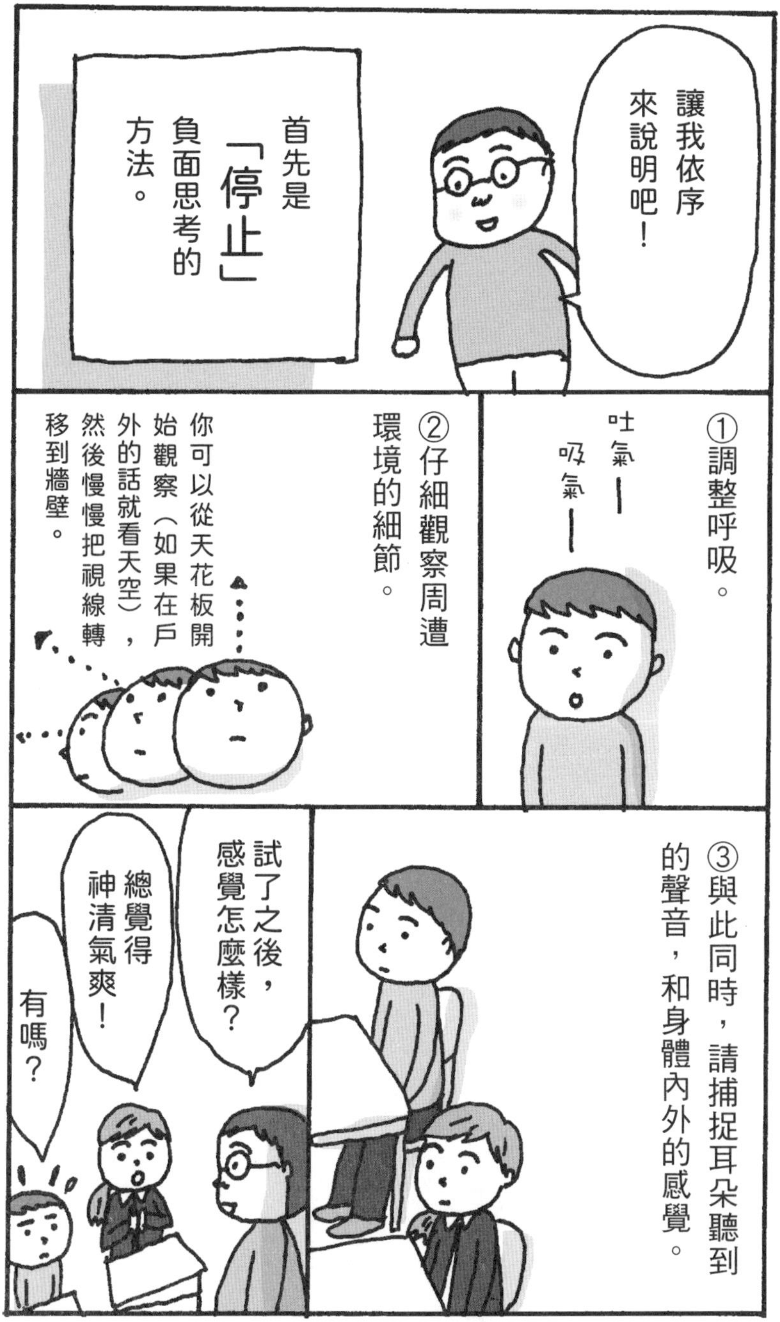
讓我依序來說明吧！
首先是「停止」負面思考的方法。
①調整呼吸。
吐氣——
吸氣——
②仔細觀察周遭環境的細節。
你可以從天花板開始觀察（如果在戶外的話就看天空），然後慢慢把視線轉移到牆壁。
③與此同時，請捕捉耳朵聽到的聲音，和身體內外的感覺。
試了之後，感覺怎麼樣？
總覺得神清氣爽！
有嗎？

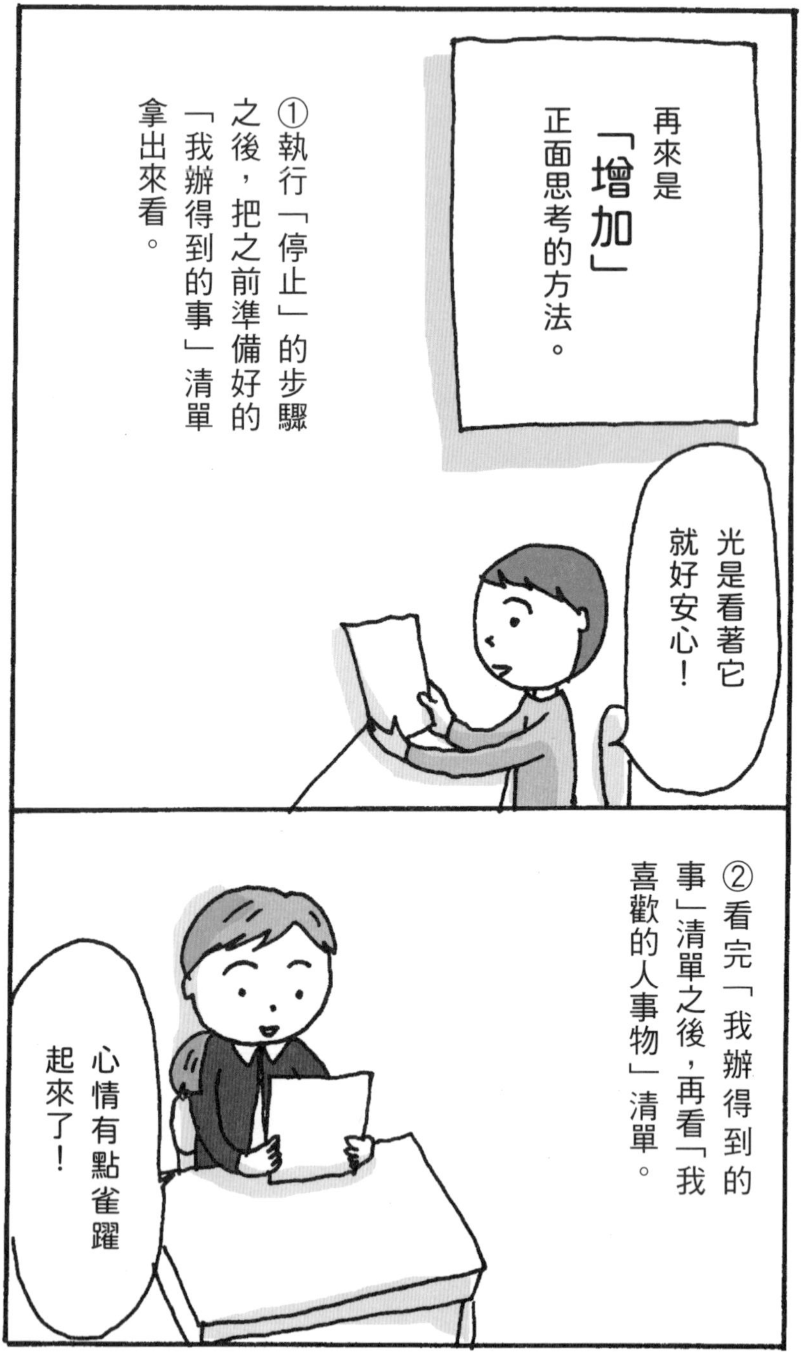
再來是「增加」正面思考的方法。
①執行「停止」的步驟之後，把之前準備好的「我辦得到的事」清單拿出來看。
光是看著它就好安心！
②看完「我辦得到的事」清單之後，再看「我喜歡的人事物」清單。
心情有點雀躍起來了！

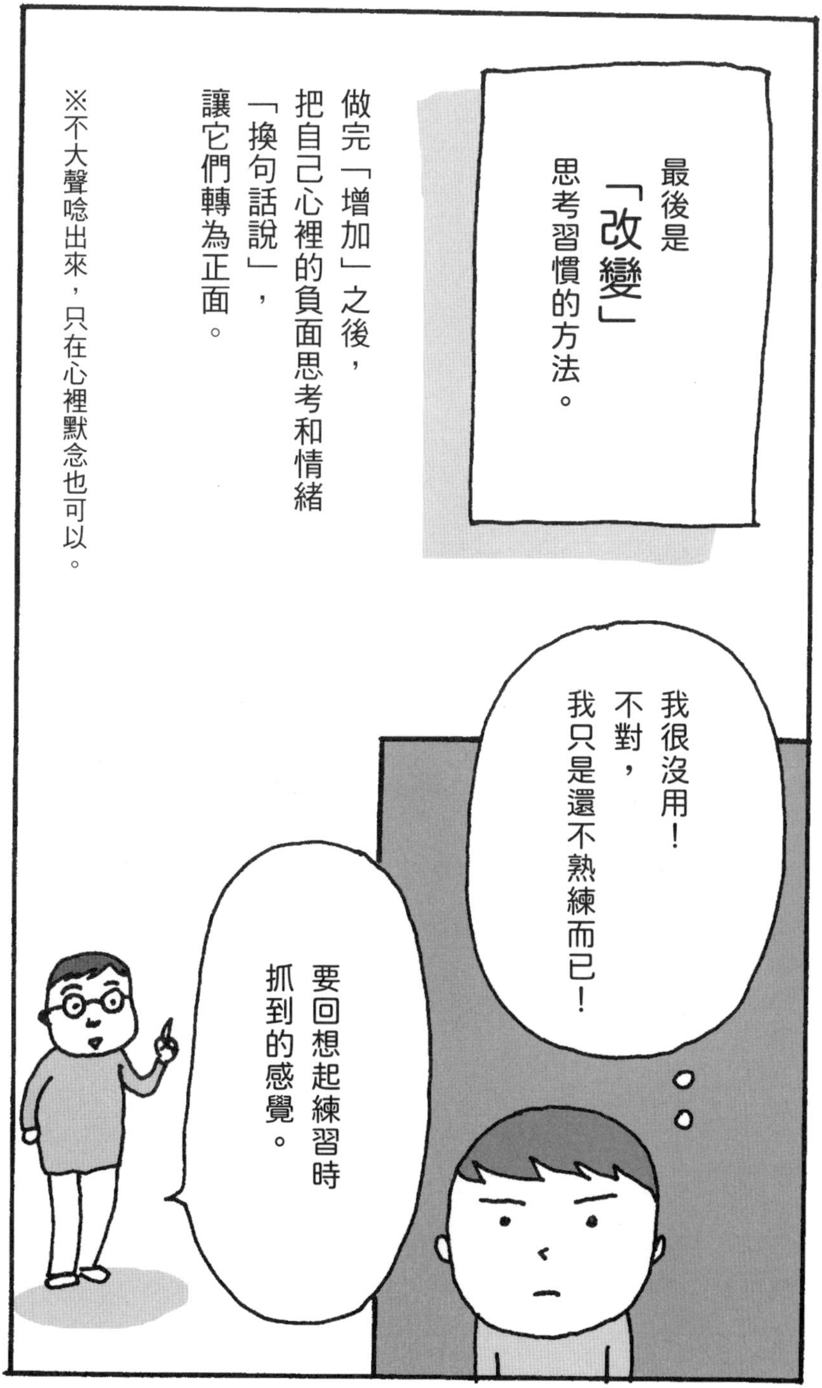
最後是「改變」思考習慣的方法。
做完「增加」之後，把自己心裡的負面思考和情緒「換句話說」，讓它們轉為正面。
※不大聲唸出來，只在心裡默念也可以。
我很沒用！不對，我只是還不熟練而已！
要回想起練習時抓到的感覺。

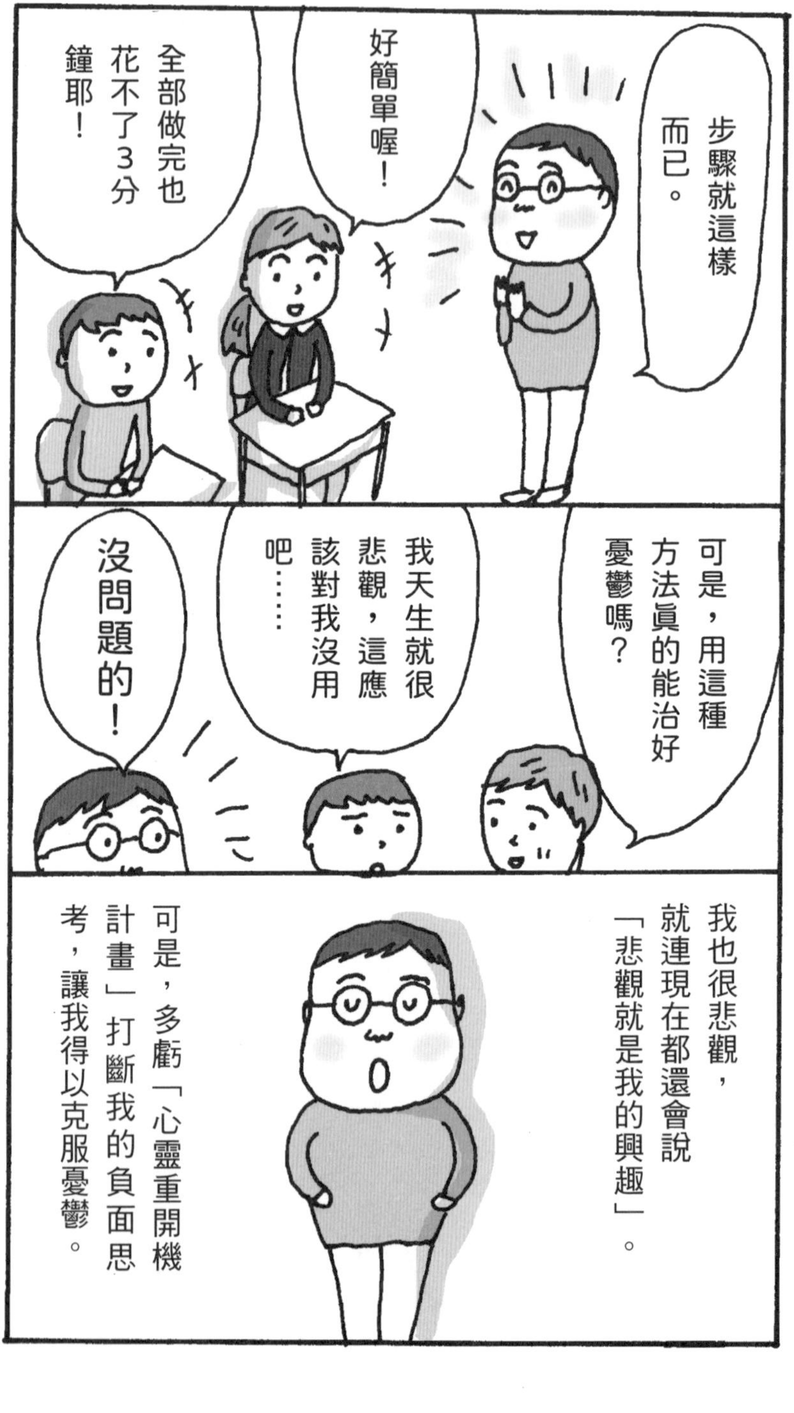
步驟就這樣而已。
好簡單喔！
全部做完也花不了3分鐘耶！
可是，用這種方法眞的能治好憂鬱嗎？
我天生就很悲觀，這應該對我沒用吧……
沒問題的！
我也很悲觀，就連現在都還會說「悲觀就是我的興趣」。
可是，多虧「心靈重開機計畫」打斷我的負面思考，讓我得以克服憂鬱。

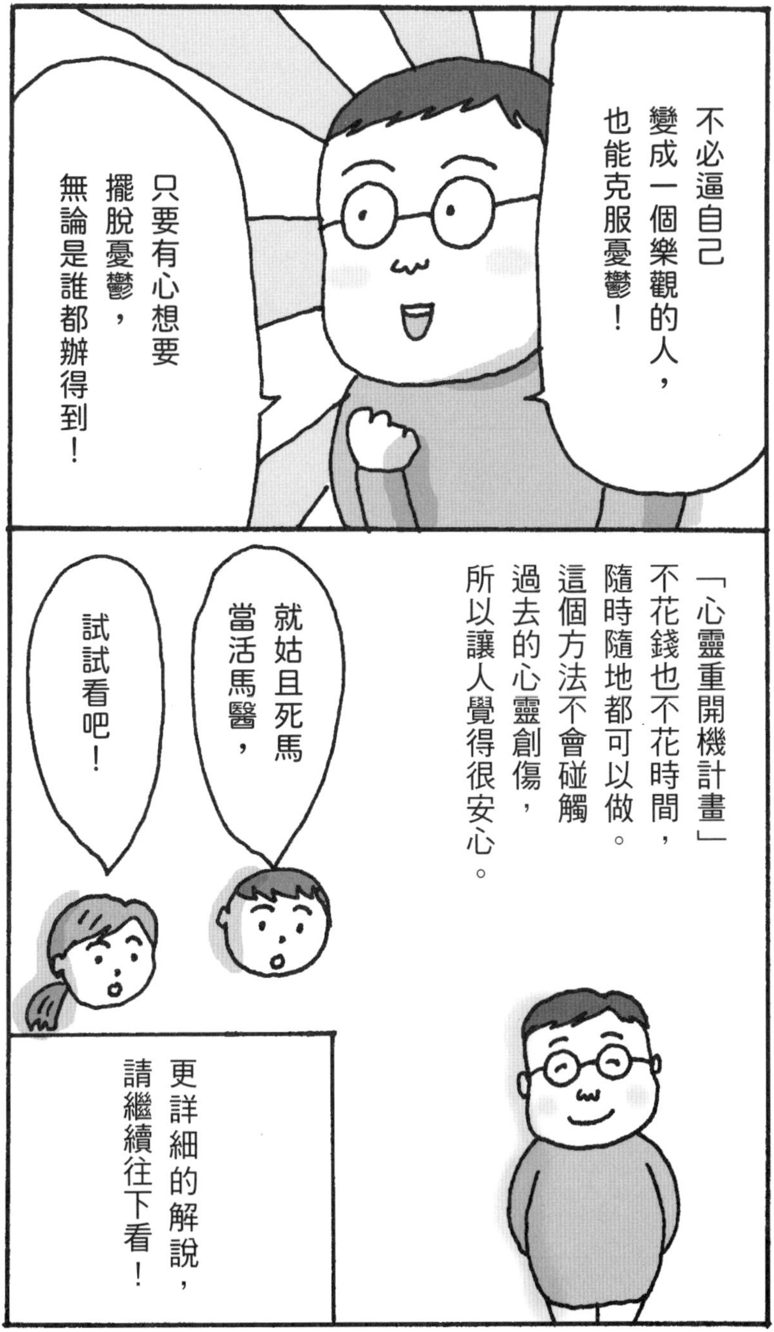

不必逼自己變成一個樂觀的人，也能克服憂鬱！
只要有心想要擺脫憂鬱，無論是誰都辦得到！
「心靈重開機計畫」不花錢也不花時間，隨時隨地都可以做。這個方法不會碰觸過去的心靈創傷，所以讓人覺得很安心。
就姑且死馬當活馬醫，
試試看吧！
更詳細的解說，請繼續往下看！

Contents

第四章 當家人陷入憂鬱時

第五章
擺脫憂鬱後，等著我們的是……

序章

罹患憂鬱症的我
成為「剋憂鬱教練」之前

身體出不了力……連一根手指都動彈不得……我只是躺在床上，一整天盯著天花板。

這樣的生活已經持續三個月了。是身體出問題了嗎？還是內心崩潰了？答案就連我自己也不知道。唯有一點我莫名地相信，那就是「自己的人生已經完蛋了」。

此外，可以確定的還有一件事：我得了憂鬱症。

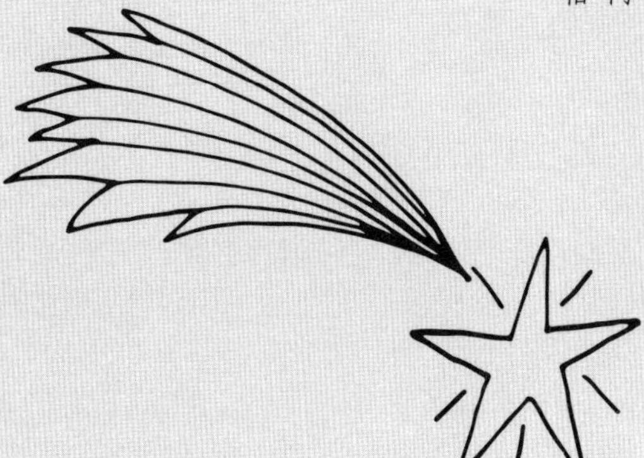

容我再次自我介紹，大家好，我是川本義巳，目前從事的職業是「心靈教練」。

這九年來，我使用教練式（coaching）領導的技巧，幫助一萬人擺脫精神上的痛苦，包括憂鬱症和憂鬱狀態、焦慮症、適應障礙症（Adjustment disorder）及恐慌症（panic disorder），讓他們恢復朝氣。

我曾在自治團體和股票上市公司擔任心理衛生研修講師，也曾在精神科診所、兒童諮商所*1與教育委員會*2擔任諮商窗口，累積了許多經驗，如今在三重縣津市成立「一般社團法人 Effective Coaching 協會」，指導許多苦於憂鬱的人。

其實，本書開頭漫畫中的主角就是我本人。沒錯，我過去也是個憂鬱症病患，於二〇〇一年秋天發病，經歷過好幾次復發，直到病情緩解之前，總共花了長達六年的時間和憂鬱共處。

發病的原因是轉職

導致我罹患憂鬱症的原因是「轉職」。

我原本在中小企業擔任系統工程師，但因為想在更有工作價值的職場任職，就跳槽到我很嚮往的某家大型手機公司。那是二〇〇一年一月的事。

「這下子，我就是人生勝利組了！」、「接下來的人生將平步青雲！」我如此相信著。

然而，等待著我的，卻是嚴苛程度超乎想像的職場。

每天早上六點出門，半夜十二點才回家。經常需要出差，就連半夜和假日也是一通訊息或電話就要隨傳隨到，無法放鬆的日子一直持續著。

＊1：兒童諮商所是設置在日本各縣市的兒童福利專門機構。

＊2：教育委員會是設置於日本各地的合議制機關，其職掌包括學習、教育、文化和體育。

光是這樣就已經夠辛苦了，何況我的職位還是管理職。工作領域不同、原本就缺乏手機業界知識的我，卻被交付了管理的工作。

然而，當時的我不但不太擅長溝通，基本上就連個性也很消極，當然做不好管理工作。

我無法好好和同事說話，內心深信大家都瞧不起我。

回過神來，我已經遭到孤立。

無法入睡的日子持續著。我失去自信，心情低落的次數也越來越多。家人說，我連話都少了很多。

再這樣下去不行。我必須設法重新站起來……

然而，當我越焦急，就越是犯下低階的錯誤，也無法整理自己的思緒。就像齒輪無法咬合一樣，一切都不順遂。

然後，時間來到那年的十月底。

我在搭電車上班時突然覺得很不舒服，等電車一到站就衝進廁所裡嘔吐，然後直接搭下一班電車回家。

我告訴公司「我要請三天有薪假」——此後的一年兩個月，我完全無法上班。

重回職場後才是真正的地獄

在那之後，我定期看精神科，儘管要仰賴藥物，但我總算重回職場。

然而，真正令人痛苦的地獄，從這時才開始。

從前對工作的自信和動力，已完全消失無蹤。

就算想要努力，腦海中還是會擔心身體會不會又動不了。

此外，「擔心會復發」的恐懼感也揮之不去。

最後，我還是沒辦法繼續工作而辭職了。

我甚至仰賴過卜卦、心靈療法和通靈，卻仍然沒有獲得能夠安心活下去的真實感。

遇見擺脫憂鬱的「心靈重開機計畫」

這樣的我，擺脫憂鬱症已經十年了。

現在，我是協助別人克服憂鬱的那一方，不但不用再上醫院求診，當然也沒在吃藥了。

這都是拜「**擺脫憂鬱**」祕訣——「**心靈重開機計畫**」所賜。

我連通靈都試過了，病情卻沒有好轉的跡象。當我掙扎著想要擺脫這種痛苦時，抱著想要抓住救命浮木的心情，去上了「心靈教練」平本相武老師的教練式領導課程。

這門課程效果絕佳，我只上了一次，整個人的身心狀況就舒服很多，覺得病情說不定有機會改善。

那種體驗讓我大受感動，便直接向教練式領導、NLP*3、艾瑞克森催眠*4及阿德勒心理學等領域的頂尖專家學習。在這過程中，將我折磨到那種地步的憂鬱症便消失了。

＊3：Neuro-Linguistic Programming，即神經語言程式學，是一九七〇年代初期由理查·班德勒（Richard Bandler）和約翰·葛瑞德（John Grinder）開創的心理療法，近幾年被運用在考取心理師執照與自我啟發的課程中。本書作者川本先生稱它為「人類使用說明書」。

＊4：創始人為現代催眠之父米爾頓·艾瑞克森（Milton H. Erickson，1901-1980）。

因為實在太感動了，所以我決定運用自己的經驗，幫助苦於憂鬱或焦慮的人，並發明「心靈重開機計畫」。

「心靈重開機計畫」，是我為了擺脫憂鬱所研發的教練式領導課程。

我將自己病情緩解的過程、不再復發的原因，對照教練式領導、NLP的理論並加以分析，歸納成每個人都能實踐的步驟。

此外，也讓我的個案體驗「心靈重開機計畫」，並把結果回饋給我，藉此把它改良得更有效。

它最大的特色就是非常簡單就能辦到，不需要場地和工具，做一次只需要三分鐘。

處於憂鬱狀態的個案在實踐「心靈重開機計畫」之後，表示自己「擺脫了憂鬱狀態」、「思考方式變得正面許多」，沒有發展成憂鬱症，過著很好的生活。也就是說，他們**在尚未演變成憂鬱症的「未病」階段就成功防範未然，並獲得改善。**

此外，正在治療憂鬱症的個案也說「我的心情輕鬆很多」、「我開始有希望了」，**得以防止憂鬱症惡化並康復。**

到目前為止，由我直接指導的個案**有九成以上都收到成效**。我的方法很安全，負擔小，而且不必花錢。為了克服憂鬱症，也為了不讓心情容易低落的人惡化成憂鬱症，希望大家務必要學習這個方法。

現在的我，十分確定自己的憂鬱症不會再復發。

「既然我辦到了，那麼每個人應該都能辦到。」我抱著這樣的想法，持續從事「剋憂鬱教練」這門職業。

我敢斷言，只要你有心想要擺脫憂鬱，就一定辦得到。

我之所以撰寫這本書，是因為想要把恢復健康的方法，告訴那些和從前的我承受相同痛苦的人。

一旦得了憂鬱症，人生就完蛋了——我想告訴大家，絕對沒這回事！

如果各位讀完這本書之後，能夠抱著暢快的心情想著：「我一定能夠好起來！」那將是我最開心的事。

第一章

只要有心，就能擺脫憂鬱！

最先出現的症狀是「失眠」。

接下來則是無法專心工作，頻頻犯下粗心的失誤。

判斷力變差，不知為何連小事都無法下決定。

心裡常有「焦慮感」不停地打轉。

慢慢地，連生理上也開始出現異狀。

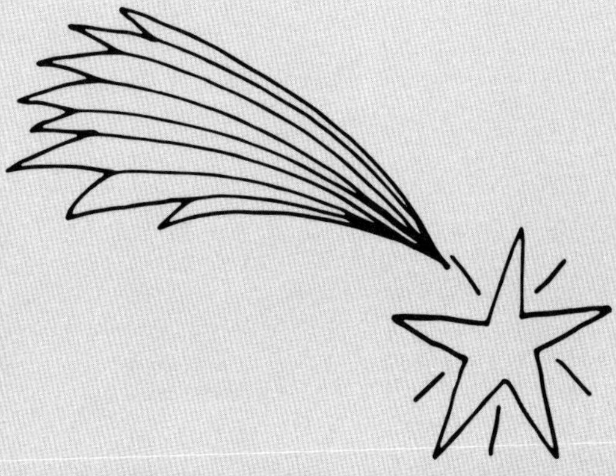

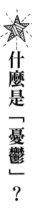

什麼是「憂鬱」？

雖然有點突然，但我要問大家一個問題。

「聽到『憂鬱』，你會聯想到什麼？」

如何？許多人應該都會聯想到「憂鬱症」吧？

而你們可能會把「憂鬱症」和「事態嚴重」畫上等號。

其實，「憂鬱」並不等於「憂鬱症」。

「憂鬱」是指一個人處於「憂傷悒鬱的狀態」。

你應該也遇過「最近心情總是很沮喪」、「不管做什麼都提不起勁」的情況。

這種事很常見，對吧？例如在工作上犯下失誤或失戀的時候，人就會一下子變得很失落，喪失鬥志。

簡單來說，這種心情低落而憂鬱、提不起勁的情況若一直持續，就稱為「憂鬱狀態」。

這樣的「憂鬱狀態」可能發生在任何人身上，**尤其是經常悲觀看待事物，或說出消極發言的人更容易陷入「憂鬱狀態」，並惡化成疾病**，必須注意。

樂觀的人即使碰到壞事，也會把它往好的方向解釋，例如會在受傷時心想「幸好只受了這點傷」。

能這樣想的人不太會憂鬱，但如果換成是悲觀的人，往往會心想：「受傷真是有夠慘的！」這樣一來，憂鬱的風險就更高了。

從前的我就是這樣。

從「憂鬱狀態」演變成「憂鬱症」

假如「憂鬱狀態」遲遲沒有改善，接下來身體狀況就會開始出問題。

- 睡不好、半夜醒來好幾次、早醒。
- 感覺頭重重的或是頭痛，肩膀痠痛。
- 全身無力，懶得動。
- 呼吸困難，感覺胸口受到壓迫。
- 沒有食慾，或是食慾特別旺盛。
- 沒來由地熱淚盈眶。
- 總覺得無法專心。

這些是「憂鬱症」一部分的症狀。

「憂鬱狀態」和「憂鬱症」之間有灰色地帶，每位醫師的診斷可能不同，但本書把這兩者統稱為「憂鬱」。

此外，本書所傳授的「心靈重開機計畫」，無論對憂鬱狀態或憂鬱症的人都有效。

是否真是憂鬱症，需要由醫師來診斷，但日本厚生勞動省製作了一份簡易量表*5，可以做為參考。這份量表在網路上就找得到，有興趣的讀者可以上網看看。

＊5：「憂鬱症量表」（來自厚生勞動省官方網站）https://www.mhlw.go.jp/bunya/shougaihoken/kokoro/dl/02.pdf，台灣讀者可進一步參考我國衛福部製作的「心情溫度計　簡式健康量表」與「台灣人憂鬱症量表」。

以下將列出我確診憂鬱症時出現的症狀，提供給各位讀者參考。我想，應該有些症狀和一般人口中「憂鬱症患者容易出現的身體症狀」不同。

最先出現的症狀是「**失眠**」。

接下來則是無法專心工作，頻頻犯下粗心的失誤。判斷力變差，不知為何連小事都無法下決定。

心裡常有「**焦慮感**」不停地打轉。

慢慢地，連生理上也開始出現異狀。

一開始，全身都很沉重，稍微動一下就好累，再來是「**頭重重的**」、「**肩頸痠痛**」、「**半夜或凌晨就醒來**」、「**經常腹瀉**」等症狀接連出現。

然而，這時我只覺得是身體太疲勞了。

產生強烈的被害妄想

接著，我在精神上也被逼到絕境，產生**「公司的人都覺得我是廢物」**的被害妄想。

到最後，只要同事笑著聊天，**我甚至會覺得他們正在嘲笑我**。

這種情況持續三個月之後，身體終於發出悲鳴。

「怎麼好像喘不過氣……」

沒錯，連**呼吸困難的感覺**都出現了。

除此之外，**頻尿、手抖、臉部發熱**等有感症狀一直困擾著我。

某一天，我從公司回家的路上，突然覺得腳步輕飄飄的。

「咦？我怎麼連路都走不直了？」

這種前所未有的感覺讓我感到困惑不安，回到家之後，我馬上拜託家人幫忙看看我走路的樣子。

家人說：「你走路搖搖晃晃的。」這讓我驚覺大事不妙。

儘管我已經陷入這種狀態，還是不想給別人添麻煩，就算一路搖搖晃晃也要去公司上班。

然而，沒過多久，我就連從床上爬起來都辦不到了……

被莫名的恐懼感纏身

一旦得了憂鬱症，原本能做到的事情也做不到了。

首先，**患者會無法分辨自己的判斷正不正確，**而且動不動就會變得悲觀，開始**否定、責備自己。**

工作當然也做不好。不僅如此，就連要和同事、家人或朋友**對話都有困難。**

就連外出都不是易事，對事物失去興趣，也有些人**看什麼都是灰色的，或是喪失味覺。**

生理上也會出現各種異狀，例如**身體像鉛塊一樣沉重、頭痛、肩頸緊繃、胸口彷彿受到重壓般喘不過氣、腸胃不適**等等。

此外，憂鬱症患者也常有睡眠障礙，例如**不容易入眠、半夜經常醒來、凌晨四～五點就醒來、即使睡覺也無法消除疲勞**等狀況。

有些患者會變得**重聽**，出現**頭暈**的症狀，或是像我一樣**失去平衡感**。

然而，**即使做了檢查也沒有異常**，照了X光、抽血檢查、拍了心電圖也都沒有問題。

可是，我的身體的確出現異狀，都不知道自己的身體到底怎麼了。

這種感覺或許只有體驗過的人才懂，有一股莫名的恐懼感時時刻刻纏著我，讓我害怕得不得了。

此外，憂鬱症有一個最棘手的地方，就是它和其他疾病不同，即使接受治療也**不知道究竟是否逐漸康復**。這一點會讓當事人持續感到不安，容易讓病程拖長，復發的機率也很高。

根據日本厚生勞動省的調查*6，在十五個人當中，就有一人有機會罹患憂鬱症。因此，假設這裡有四個四人家庭，其中大約就有一個人有罹患憂鬱症的風險。若是三十人規模的公司，可能就有兩人會得病。

憂鬱絕對不是不干你的事，不知道哪天你或你的家人也會碰上。

什麼樣的人容易憂鬱呢？

那麼，什麼樣的人容易陷入憂鬱狀態或罹患憂鬱症呢？

我觀察自己幫助過的個案，把「容易憂鬱者的共通點」列成清單，刊登在下面幾頁。順便一提，這份清單並沒有醫學根據，還請理解。

＊6：引用自川上憲人《精神疾病罹患率之大規模流行病學調查研究：世界精神衛生日本調查第二回：綜合研究報告書》，二〇一六厚生勞動省厚生勞動科學研究補助金（障礙者對策綜合研究事業）國立研究開發法人日本醫療研究開發機構　障礙者對策綜合研究開發事業（精神障礙領域）。

✳容易憂鬱者的共通點

你的行為或外在反應	解說
外食的內容幾乎一成不變	害怕變化、想要逃避
回過神來，才發現自己都穿黑色、藍色或灰色的衣服	
一對一聊天沒問題，但當成員有三人以上時就不太發言	社交恐懼
不敢打電話或接電話，經常猶豫	
不敢向別人搭話，也怕被人搭訕	
就算迷路也不敢向人問路，一直在原地打轉	社交恐懼、想要逃避
在外面遇到認識的人會忍不住躲起來	
除非必要，否則會盡量避開人潮	
有某種狂熱的興趣	自我肯定感低落、執著（可以在別人不了解的領域占優勢）
擅長發掘冷門的事物	
經常說「以前比較好」	自我肯定感低落（對現況沒有自信）
比較常說親友的事情而不提自己	
拍照時很少入鏡	自我肯定感低落
喜歡並經常利用占卜或超自然	依賴（自我肯定感低落）
去神社參拜時一定會抱著神木	
喜歡閱讀心靈勵志書籍	
對吉凶很迷信	
經常把「沒辦法」掛在嘴上	想要逃避
經常把「可是」掛在嘴上	
有工作委託上門時，會先思考辦不到的藉口	

你的行為或外在反應	解說
多半不會聽從別人的建議	想要逃避（原則上不想做）
無法拒絕別人的邀請，最後又放他鴿子	想要逃避（無法滿足別人的期望，但沒有勇氣拒絕）
去了主題遊樂園的隔天心情盪到谷底	想要逃避（現實與非現實落差很大）
做過很多挑戰，但都三分鐘熱度	想要逃避（感到痛苦或無趣就會放棄）
提前一個小時抵達約好的地點	強迫思維
會事先去沒去過的地點勘查	
一感到不安就馬上上網搜尋	
很喜歡超自然現象	自我肯定感偏低（不安感強烈的人會對恐怖題材或超自然現象感興趣）
不知道自己是真笑還是強顏歡笑	缺乏自我一致感
靠喝酒和吃東西來發洩壓力	用不恰當的方式宣洩壓力
會在睡前反省	發洩壓力的方式不正確
會寫「死亡筆記本」*[7]	壓抑情緒、發洩壓力的方式不正確
季節變換時，健康容易出問題	憂鬱傾向者會有的生理特徵
颱風多時，健康容易出問題	
別人都說你一板一眼，但你其實是個懶惰鬼	表裡不一（容易看旁人的眼光做事）
經常傳很長的訊息給別人	依賴、情緒起伏大
站在超商的麵包區前面猶豫很久	想太多，內心容易糾結
辦公桌很亂，經常弄丟文件	難以整理思緒而陷入一團亂

★「你的行為或外在反應」，是指你對周遭環境或外界刺激所做出的反應和所採取的行動。很多項目都符合的人，不擅長交際和適應環境。

＊7：《死亡筆記本》是一部日本漫畫，只要知道一個人的長相和真實姓名，並且把他的名字寫在「死亡筆記本」上，就能殺死對方。

你的想法或內在反應	解說
經常想像自己失敗的情景 沒來由地認為自己總有一天會捲入意外或事件	容易感到不安的思考模式
身體不舒服時懷疑自己得了重病，但又沒勇氣去看醫生 希望事情順利，但又覺得這對自己來說太難	容易感到不安或內心糾結的思考模式
習慣負面思考	已經養成負面思考的習慣
喜歡第二名勝過第一名 不熟悉流行時尚，認為那和自己無關 打破砂鍋問到底 經常覺得不是自己的錯	執著（不懂得通融）
認為在公共場所吵鬧的人是壞蛋	觀念根深蒂固，無法通融
不敢找人商量或拜託別人 如果可以，想要靠自己解決一切 覺得參加聚會很痛苦 用生病以外的理由請有薪假會有罪惡感 非常禁不起批評 看到別人挨罵，會覺得是自己挨罵 不忍心看電視上有人被飆罵的情景	社交恐懼
深信重大災害一定會發生	觀念根深蒂固，思考模式容易引發不安
總覺得時時刻刻都很焦慮 不做事就會突然焦慮起來 出外時聽到消防車的警笛聲就會擔心自家 老是想要回家確認瓦斯和門窗有沒有關好或上鎖	強迫思維

你的想法或內在反應	解說
不覺得工作很愉快，卻老是想著工作	完美主義
事情沒有按照計畫走就會感到焦慮	
只要有一個地方不好，就覺得整體都不好	
不懂得適可而止	完美主義、執著
認為自己易怒，但不能生氣	情感壓抑（壓力過大）
經常想罵「你們都去死吧」	
經常懷疑自己的感性和常人不同	自我肯定感偏低
經常羨慕別人	
有人對自己好，卻無法坦率地感到開心	
覺得人沒那麼容易改變	觀念根深蒂固，無法通融
對興趣相同的人產生敵對意識	自我肯定感偏低（在工作或學業上比不上別人，所以想在嗜好上取得優勢）
有人稱讚自己喜歡的藝人時，熱情就會有點冷卻	自我肯定感偏低（失去「只屬於自己」的東西就沒得炫耀）
無論如何都想去能量景點	依賴、自我肯定感偏低
覺得自己不好也不壞	自我肯定感偏低（覺得自己的存在平凡而無意義）
總是覺得自家最好，喜歡待在家裡	社交恐懼
討厭不熟的地方	禁不起變化
認為人人平等，希望受到平等對待	情感壓抑

★「你的想法或內在反應」，和你的個性及思考模式有關。有很多項目都符合的人會用否定的態度看待日常事物，具有過度不安的傾向。簡單來說，這樣的人有著凡事都悲觀以對的壞習慣，思考一天比一天負面。

★此外，符合的項目多達全體五～七成的人很可能有憂鬱傾向，請仔細閱讀本書並習得應對方式。至於符合比例更高的人，建議找專家諮詢。即使你符合的項目不到一半而認為自己沒有問題，但只要有個引爆點，無論是誰都有可能陷入憂鬱，請透過閱讀本書來學習預防方法。

各位覺得如何呢？

容易陷入憂鬱的人有些共通點，它們可以分成幾種類型，但其根本在於**欠缺「絕對的安心感」**。

所謂「絕對的安心感」，就是每個人在嬰兒時期都擁有的「有人守護著自己」的感覺。

即使我沒有特別的用處，仍然被允許存在這世界上。我一點也不差勁、我沒有問題——這才是你最原始的心理狀態。

我所提倡的「心靈重開機計畫」，是克服憂鬱的最強祕訣，能夠為你填補「絕對的安心感」，**讓你的心靈回到原始狀態。**

讓人陷入憂鬱的導火線

人之所以會陷入憂鬱，絕大多數都是因為「處於自己無法適應的環境」。

舉例來說，假設一個人原本的適應模式是「保持乖巧，事情就會順利過去」，若把他放到「保持乖巧就會遭到責備」的環境，他就會無法應變，不知道該怎麼辦才好，於是陷入憂鬱。

簡單來說，**人一旦待在缺乏「絕對的安心感」的環境，很容易就會陷入憂鬱。**

例如原本在技術部門的人調到業務部門、全心專注在業務工作的人調到事務部門等，就是典型的例子，都是讓人陷入憂鬱的導火線。

結婚或升遷等本應開心的變化，也可能成為憂鬱的肇因，同樣是因為當事人被迫適應新環境。

此外，當一個人擁有的**「適應模式」越少，陷入憂鬱的風險就越高。**

習慣凡事都悲觀以對的人一發生問題就會往壞處想，這類人擁有的「適應模式」也很少。

不用改變自己，也能擺脫憂鬱！

有些人認為，要擺脫憂鬱就必須強化心靈或改變自己，但其實沒有必要。**你之所以陷入憂鬱，不是因為你心靈太脆弱，只是因為你從前的做法剛好不適用罷了。**只要學習新的方法來適應就好，很簡單就能解決。

即使環境改變，捨棄過去適用的「適應模式」還是很可惜；再說，應該也有人喜歡你原本的個人特質。

「心靈重開機計畫」具有增加「適應模式」的效果。

它的目的不是要你改變自己，而是要讓你在做自己的同時，還能增加適應新環境的武器。

儘管做你自己就好。發揮你的風格和特質，也能夠戰勝憂鬱！

能／不能擺脫憂鬱的人

憂鬱者可分為兩類，第一類是能夠戰勝並擺脫憂鬱的人；第二類則是永遠處於憂鬱狀態或不斷復發、無法擺脫憂鬱的人。

就我的經驗，能夠擺脫憂鬱的人有個特徵，那就是擁有「想要靠自己想辦法」的意志。

我當初也是這樣，想要設法改善，為此什麼都願意做。來找我的人多半也抱著相同的想法。

我在序章提過，**只要有心就能擺脫憂鬱**。

相反地，無法擺脫憂鬱的人，則是希望別人替他想想辦法，具有仰賴醫師、藥物、家人或男女朋友的傾向。

他們會極力避免主動採取行動。症狀嚴重時就沒辦法了，但如果一直都想靠別人，要克服憂鬱是很困難的。

到目前為止，來找我商量的個案中，也有人希望「我」能為他設法。當我告訴他們「你必須主動採取行動」之後，他們就再也沒來過了。我只能祈禱他們後來有朝好的方向前進……

「心靈重開機計畫」不會讓憂鬱惡化

我從九年前開始專為憂鬱者進行教練式領導，以「如何才能安全且簡單地引發變化」為主題，用自己的方式從事活動。

我回顧自己有效克服憂鬱的方法，和學到的知識互相對照，並分析那些方法為什麼有效，**結果發現，那些從憂鬱中康復的人都做了某些相同的事。**

我把它們編排成每個人都辦得到的形式，並整理成簡單的步驟，就成了「心靈重開機計畫」。

確立「心靈重開機計畫」之後，我便能協助別人安全、簡單且有效率地擺脫憂鬱。

＊心靈重開機計畫的三大優點

①安全：不碰觸過去的心靈創傷，所以不怕病情惡化。

②簡單：不需要特別的工具和場地，在家裡、公司或外出地點都能進行。

③有效率：做一次只需要三分鐘，而且具有速效性。

下一章，我就要來解說「心靈重開機計畫」的執行方法。

各位讀者，務必要抱著「我要擺脫憂鬱」的意志來實踐，相信你一定能向憂鬱說再見！

第二章

讓人擺脫憂鬱的「心靈重開機計畫」

實踐過的個案中，有超過九成的人都告訴我：「我變得不太會沮喪了！」、「即使心情低落，也能夠馬上打起精神了！」、「最近的感覺很不錯！」

訣竅在於「不要認為『我非做不可』」。

有做到時稱讚自己很厲害，沒做到時就想「自己畢竟只是個凡人」。請大家以這種輕鬆的方式進行一個半月，等你回過神來，應該會發現意志消沉的次數急遽減少。

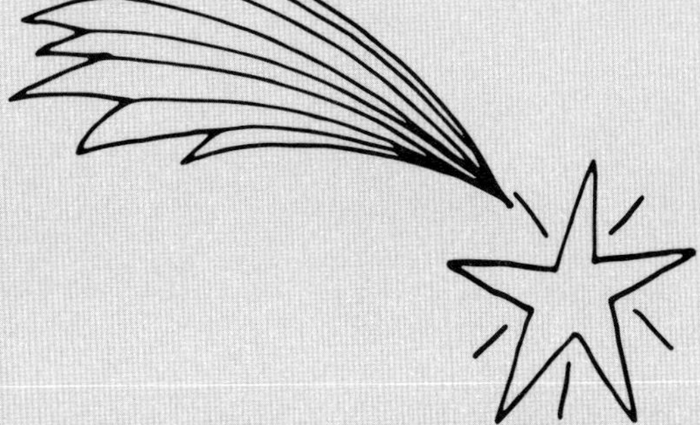

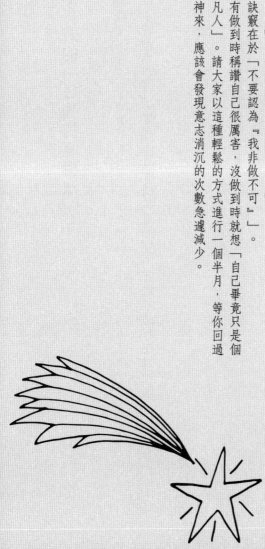

對任何人都有效的「最強抗憂鬱法」

我從來不曾視個案的症狀不同而改變方法。也就是說，我對所有個案都用了同樣的方法。只要有心想要設法改善，**無論症狀是什麼，這個方法對任何人來說都有速效性**。

這個方法就是**「心靈重開機計畫」**。

首先，讓我來簡單介紹一下什麼是「心靈重開機計畫」。

「心靈重開機計畫」是一個教練式領導的專案，是為了消極的人變得正面積極所開發出來的。當你的情緒變得消極時，請按照①→②→③的順序，進行下面三個步驟。

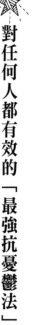

①「停止」負面思考：運用五感來感受當下的周遭環境

↓可以讓負面思考暫停。

↓

②「增加」正面思考：意識到「自己辦得到的事」和「喜歡的人事物」

↓能讓人產生安心感和正面情緒，讓心情安定下來。

↓

③「改變」思考習慣：把負面情緒換句話說，變成正面的話

↓可以改掉負面思考的習慣。

進行以上三個步驟只需要三分鐘，就能夠防止心情繼續低落，而導致憂鬱更難治療。

那麼，以下我就來解說每個步驟的詳細做法，以及它們為什麼有效。

「心靈重開機計畫」的執行方法

心情沮喪

1　「停止」負面思考

①調整呼吸
②仔細觀察周遭環境的細節
③捕捉耳朵聽到的聲音
④捕捉身體內外的感覺

2　「增加」正面思考

先看「我辦得到的事」清單，再看「我喜歡的人事物」清單

3　「改變」思考習慣

在心裡換句話說，對負面思考和負面情緒說：
「不對，我很〇〇！」

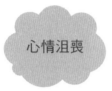

◉「增加」正面思考的準備工作①

製作「我辦得到的事」清單

寫下自己辦得到的事，至少寫 30 個。

◉「增加」正面思考的準備工作②

製作「我喜歡的人事物」清單

依照下列 4 個類別，寫下自己喜歡的人事物。

1. 喜歡做的事
2. 喜歡的東西
3. 喜歡的人物
4. 喜歡的場所

「我辦得到的事」、「我喜歡的人事物」和「換句話說」清單，只要在一開始時製作一次就夠了。

◉「改變」思考習慣的練習

① 製作「換句話說」清單。

1. 在紙張左半邊寫下自己的缺點（10 個以內）。
2. 把缺點改成優點，寫在紙張右半邊。

例如：我很懦弱→我很溫柔

② 按照下面的規則，把寫下來的內容大聲唸出來。

【規則】「我很（缺點）。不對，我很（優點）！」

例如：「我很（懦弱）。不對，我很（溫柔）！」

③ 以同樣的方法，在唸出「不對」的時候站起來。

◎只要抓到練習時的感覺就 OK 了。

※ 如果不只在心情低落時進行，而是養成想到就做的習慣，就能**更快克服憂鬱**。

第一個步驟：「停止」

話說回來，人為什麼會憂鬱或陷入負面思考呢？原因大致可以分成兩種，也就是「不安」和「後悔」。

- **「不安」就是在思考尚未發生的未來**
- **「後悔」就是在思考過去發生的事**

兩者都在思考「現在再怎麼想也無濟於事」的事，身體待在現在，但心卻停留在過去和未來。

因此，讓心「回到現在」能夠讓情緒「重開機」，帶來「停止」負面思考的效果。

＊「停止」負面思考的方法

①調整呼吸。
②仔細觀察周遭環境的細節。
③捕捉耳朵聽到的聲音。
④捕捉身體內外的感覺。

方法就只有這四行，花費的時間大概連一分鐘都不到。

首先，如果可以的話，請先站起來再進行，然後慢慢地深呼吸。

接著，觀察現場看得到的事物，連細節都不放過。要訣是從天花板開始觀察（若在戶外就看天空），再把視線移到牆壁上。

天花板是什麼顏色？有沒有接縫或髒汙？燈具是什麼形狀？上面有沒有寫著什麼文字？窗戶現在是什麼樣子？窗簾有拉上嗎？書櫃怎麼樣了？桌子、椅子、地毯、電視和電腦呢？

像這樣，彷彿用放大鏡看東西般，仔細觀察周遭的物品。

當你人在室外時也一樣。從「天空是什麼模樣」開始，依序觀察映入眼簾的事物，例如樹木和河川等自然景觀、建築物、人和交通工具等等。

與此同時，還要盡量捕捉傳入耳裡的聲音，越多越好，包括人聲、冷氣機的聲音、風聲、小河的水流聲和車聲等等。

接著再捕捉身體的感覺，例如臉頰和手背感受到的空氣感和溫度、站立時腳底的感覺，以及身體各部位的感覺。

＊什麼時候要執行「停止」的步驟？

①做為心情低落時的緊急應變方式：能夠瞬間消除憂鬱的情緒。

②想到的時候隨時都可以做：養成進行「停止」步驟的習慣，就算心情變得沮喪也能馬上平復。

關於第②點，建議大家以輕鬆的步調進行，有空或想到的時候就做，這樣一來就能在不知不覺中養成習慣，一旦開始沮喪就會反射性地進行這個步驟，能夠防止憂鬱惡化。

＊解說：為什麼「停止」的步驟對擺脫憂鬱有效？

做了之後，大家覺得怎麼樣呢？不安和後悔的念頭是不是一下子就消失了呢？至少心情應該平復了一些才是。

「停止」的步驟是運用五感，強迫自己把意識集中在當下。

這麼做，能夠把專注在過去和未來的意識截斷，也就是切斷負面思考的迴路，藉此消除不安和後悔等負面情緒。

經常有人對憂鬱者說「你的想法要更樂觀一點」，但這樣的建議太強人所難了。憂鬱會讓人把意識集中在悲觀的想法上，即使當事人明知這樣不行，但還是忍不住往悲觀的方向想。

所謂的憂鬱狀態，就是只會想到悲觀事物的狀態。

我剛開始從事教練式領導時，遇到抱著強烈不安或後悔念頭的人，也會想要改變他們的意識，設法讓他們打起精神來，但總是不順利。

於是，我得到的結論是**不改變當事人的意識，而是「停止」他們的負面思考。**這個方法發揮了超群的效果，讓沉溺在不安和後悔中的人「停下來」。

「停止」是擺脫憂鬱的第一步。

「糟糕，憂鬱又要發作了！」出現這種感覺時，首先要抬頭看天花板或天空。

請大家一定要養成這個習慣，才能防止自己陷入悲觀地獄。

第二個步驟：「增加」

如果你藉由「停止」暫時擺脫了負面的心理狀態，那真是可喜可賀。

為了更快擺脫憂鬱，我們馬上就來進行第二階段的「增加」正面思考。

這個「增加」的步驟是要讓你產生安全感、興奮感和期待感等正面情緒，讓心理狀態正向發展。

擊破「自己什麼都辦不到」的既定觀念

處於憂鬱狀態的人會覺得自己什麼都辦不到，精神狀態已經走投無路了，所以不安到了極點。「增加」的步驟能夠突破這種困境。

執行「增加」的步驟，能讓處於憂鬱狀態的人察覺自己其實辦得到許多事。增加帶來安心感的事物，能讓你的精神層面向上提升。

而且不必考取證照或學習特殊技能，只要事先製作「我辦得到的事」和「我喜歡的人事物」清單，在需要時拿出來看即可。

✳「增加」的準備工作（一）：製作「我辦得到的事」清單

無論什麼雞毛蒜皮的小事都可以，在紙上寫下至少三十個「自己辦得到的事」，並且把這份清單放進記事本或錢包裡隨身帶著，以便隨時都能閱讀。

※這份清單只要在一開始時製作一次即可。

＊「增加」的執行方法（二）：閱讀「我辦得到的事」清單

進行第一步驟「停止」之後，接著要閱讀這份「我辦得到的事」清單，就這麼簡單。

看著這份清單，你應該會很神奇地產生一股安心感。

起初製作這份清單時需要花一點工夫，不過做好之後，事情就簡單了。

＊「我辦得到的事」清單的有效製作法

祕訣在於寫一些連小孩子都能做到的事，例如起床、睡覺、吃東西、喝水、走路、跑步、坐下、上廁所和換衣服等等。

【實例】

我早上能自己起床。

我會吃早餐。

我會刷牙。

我可以自己走到車站。

我看得懂報紙……等等。

一說到「我辦得到的事」，人們往往會聯想到「自己比別人厲害的長處」，例如考到什麼證照，或是有什麼經驗。這些事物的確能讓人感到安心，但也因為有比較的對象而令人痛苦。

其實，**「我辦得到的事」的量比質重要**。認為自己「辦得到這麼多事」，有助於維持精神安定。

你可以試著看看清單上列出來的所有項目，是不是覺得心情好一點了呢？

接著，請你用手掌遮住清單的一半。

怎麼樣？和剛才比起來，心情是不是消沉了一點呢？

當我請來上課的學員進行這個步驟時，幾乎所有人都說：**「清單上的項目越多，心情就越高昂。」**因此，每當你又發現自己能辦到更多事情時，把它們加進清單裡會更好。

除了心情沮喪時之外，希望各位讀者也能在想到時就把這份清單拿出來看，這樣對安定精神十分有幫助。

在我的個案中，有人把這份「我辦得到的事」清單貼在記事本的背面，每天早上上班之前都會拿出來看。他說，當他開始這樣做之後，感到不安的次數就急遽減少。

順帶一提，每當一年過去，要換新的記事本時，他會連「我辦得到的事」清單也一起更新，貼在新的記事本背面。

像這樣把這個步驟當作每天的日課，效果會更好。

✳「增加」的準備工作（二）：製作「我喜歡的人事物」清單

把自己喜歡的人事物分成下面四類寫下來。

①我喜歡的事情（例如嗜好）

②我喜歡的東西（例如食物或隨身物品）

③我喜歡的人物（不分眞實或虛構）

④我喜歡的地點（例如生活中的場所或旅行地點）

※這份清單只要在剛開始時製作一次即可。

方法就只有這樣，但是有個規定。

即使每個類別都只寫一項也沒關係，四個類別全部都要寫，不可以只寫得出喜歡的事，但寫不出喜歡的人物。

除此之外，還要盡量寫得具體一點。假設你喜歡喝啤酒，就寫：

「下班回家之後，我喜歡一屁股坐在客廳的沙發上，打開電視一邊看我最愛的足球賽，一邊喝〇〇製造商的××牌啤酒，至於下酒菜則是那家超商的炸雞塊。」

要像這樣寫得具體一點，才能讓喜歡的事物更有真實感，精神狀態也會跟著變好。

下一頁是我的「喜歡的人事物」清單，提供給大家做為參考。

✳「我喜歡的人事物」範本（以川本義巳為例）

（1）喜歡的東西（隨身物品、食物或收藏品等等） ・檸檬口味的碳酸酒。一邊喝，一邊配炸雞塊最棒了！ 尤其是工作順利結束後，在自家客廳來一罐更是特別爽快。 ・麵包。我甚至跑去上麵包烘焙課程。口感酥脆的起司麵包最讚了！
（2）喜歡的事情（興趣、習慣、工作或學習等） ・我喜歡講話。尤其當話題是我有興趣的教練式領導、車子、機車或搖滾樂時，我可以講上好幾個小時。 ・我喜歡開車和騎機車，特別喜歡漫無目的地隨意奔馳。 這是最能消除壓力的方法。
（3）我喜歡的人物（不分眞實或虛構） ・本田宗一郎先生。他是世界級企業的經營人，卻還是繼續當一位技術員，這一點實在太帥氣了。當我遇到困難時，讀他的書就會受到激勵。 ・新垣結衣小姐。我喜歡她自然不做作的樣子。她在電影《乒乓少女大逆襲》（ミックス）中飾演的女主角雖然不中用但很努力，讓我覺得這樣的人確實存在，這一點很棒。
（4）喜歡的地方（旅行地點、日常生活中的場所或想去的地方） ・奈良縣的玉置神社。雖然它位於深山裡，但那裡的空氣很清新，讓我覺得每次去都能轉換心情。 ・書店。我從以前就很喜歡逛書店，它對我來說就像主題遊樂園一樣。只要有空，我就會跑去書店。

＊「增加」的執行方法（二）：閱讀「我喜歡的人事物」清單

看了「我辦得到的事」清單後，接著看「我喜歡的人事物」清單，就是這麼簡單。

讓我把上述步驟整理一下：

①進行「停止」步驟

②輪流看「我辦得到的事」和「我喜歡的人事物」清單

第②個步驟和「停止」一樣，除了在情緒消沉時進行之外，也可以想到就做，這樣子擺脫憂鬱的速度會更快。

✳解說：為什麼「增加」的步驟對擺脫憂鬱有效？

在這裡，我要問你一個問題。

當你睜開眼睛，發現自己竟然全裸站在一片叢林裡，耳邊傳來沙沙聲，好像有什麼東西在動，接著又聽到像是猛獸低聲威嚇的聲音。

在這種情況下，你有什麼感覺？會採取什麼行動？

如何？毫無防備地站在陌生的叢林裡，光是想就覺得好可怕。你應該不安到了極點，想要儘快逃離那裡。說不定還會壓低身體、尋找躲藏的地方，或是嚇到愣在原地不動。

在這種狀況下，第一個念頭大概不會是「我想知道自己為什麼會在這裡」吧？

其實，這種狀態和憂鬱初期的症狀很相似。陷入憂鬱狀態時，當事人會怕東怕西，對周圍發生的事反應過度，這是因為他處於**毫無防備而不安的狀態，覺得要是遭到襲擊就完蛋了。**

憂鬱者之所以會在意旁人的視線和說話聲，也是基於同樣的原因。

接著是下一個問題。

當你睜開眼睛，發現自己不知為何身在一座叢林裡，但這次身上有穿衣服，而且腳上還穿著靴子，頭上戴著頭盔。

你低頭一看，發現腳邊有一個很大的背包，裡面裝了飲水、食物、藥物、地圖、小刀和槍。除此之外，旁邊還有一輛又大又堅固的四輪驅動車，車上裝有無線電。

這時，你有什麼感覺？會採取什麼行動？

不用說也知道，這次的環境令人安心多了，甚至還有可能興起「去冒險吧」

的念頭。

像這樣，當令人安心的條件很多時，人的心靈就能保持安定和積極，但如果這種條件極端地少，人就會被不安逼入絕境。

後悔也是如此。當令人安心的條件越少，人就會更加自責，被後悔的念頭所折磨。

因此，我們要每天有意識地用「我辦得到的事」清單來增加安心條件，讓精神保持安定的狀態。

「我喜歡的人事物」清單功能

「我辦得到的事」和「我喜歡的人事物」清單兩者成套，能夠發揮克服憂鬱的效果。有了這兩份清單，就能加速改善憂鬱。

一旦意識到自己喜歡的事，人就會想要去做，例如若想到喜歡的夏威夷，就會想要去夏威夷旅行。

然而，憂鬱者要是沒有意識到自己辦得到的事，就算想要去夏威夷，也會打從一開始就認定「反正八成辦不到」。

比起去想可能性，憂鬱者更習慣先找一堆導致心願不可能實現的理由，例如沒錢，或是沒辦法請假等等。

不過，如果意識到自己能辦到很多事，並從中獲得安心感會怎麼樣呢？「反

正八成辦不到」的想法就會變成「要怎麼做才辦得到」，開始思考可能性，而不是認為「那不可能」。

以夏威夷旅行為例，人在轉念之後會開始去找便宜的套裝行程，或是思考要怎麼樣才能請假，設法讓夏威夷之旅成真。

這樣的思維對「擺脫憂鬱」來說非常重要。

憂鬱者在過去發生的許多事情中受到傷害，最終失去自信，無法採取行動。當自己想做的事情順利實現，亦即獲得成功經驗時，人的精神狀態就會正向改善。

「原來我辦得到」會讓人產生自信，這就是擺脫憂鬱的關鍵。

即使只是小事也無妨，我希望大家好好掌握「這件事我辦得到」的真實感，越多越好。為此，大家要每天看「我辦得到的事」和「我喜歡的人事物」清單，而「增加」的步驟就是為了做到這件事。

「這個我會，那個我也會。」當你像這樣產生自信，有心想要恢復朝氣時，憂鬱就會逐漸痊癒。

寫給還想進一步改良的人

我建議大家把寫在「我喜歡的人事物」清單上的項目變成圖像，釘在軟木塞板上，放在房間一角。

圖像能帶來明確的形象，比文字更有效。

在我的個案中，有人不只把喜歡的人事物變成圖像貼在軟木塞板上欣賞，還把它拍成照片，並設成手機的待機畫面。

他開心地告訴我：「每次當我看到手機畫面，心情就好雀躍喔！」

此外，**寫在清單上的事物，如果可以的話盡量去實踐會更好。**

如果你喜歡閱讀，就要去看書；如果你愛喝啤酒，就去喝啤酒；如果有辦法見到喜歡的對象，就要去見他；如果方便的話，就去你喜歡的地方。

這時，也別忘記要意識到「做這件事會改善我的精神狀態」喔！

第三個步驟：「改變」

寫下「我辨得到的事」和「我喜歡的人事物」清單之後，你現在覺得怎麼樣呢？是不是感覺好一點了呢？

有沒有覺得「這個和那個我好像辨得到，想要試試看」呢？

儘管如此，你是不是心想**自己還是辦不到，懷疑這個方法是否真的有效**呢？

其實，這就是憂鬱者會有的典型反應。

透過第一步驟「停止」來切斷負面思考的迴路，用第二步驟「增加」讓自己意識到能辨到和喜歡的事，就會湧現想要採取行動的欲望。

採取行動之後嘗到成功的滋味，就會產生自信——大家要把這件事變成習慣，藉此擺脫憂鬱。

然而，從過去到現在，憂鬱者的負面思考每天都在強化，他們是**負面思考的高手**。

因此，即使他們的意識轉往好的方向，腦中還是會立刻浮現悲觀的想法，打消正面思考。

「反正一定沒辦法啦！」、「我之前失敗過好幾次了！」這些想法，會像惡魔的耳語般再次出現。

結果，即使他們好不容易提起勁來，卻還是會想到某種風險，放棄採取行動。

因此，我希望大家在第二步驟「增加」之後，一定要做第三步驟「改變（思考習慣）」。

第三步驟「改變」，是要對惡魔的耳語說「不對！」，具有抵抗的效果。

✳「改變」的執行方法〈練習篇〉：製作「換句話說」清單

在第三步驟「改變」，大家要在練習時抓住那種感覺，並且在需要時回想起那種感覺。

首先，我們來製作練習用的「換句話說」清單吧！

①在紙張左半邊寫下自己認為的缺點。

★寫缺點時要由上往下，寫十個以內就可以了。

缺點

· 懦弱
· 想太多
· 不敢說出自己的意見

②把寫在左半邊的缺點換句話說，讓它們變成優點，並且寫在右半邊。

缺點		優點
‧懦弱	→	溫柔
‧想太多	→	做事慎重
‧不敢說出自己的意見	→	內斂

※ 這份清單只要在一開始時製作一份就 OK 了。

③按照下面的規則，把你的缺點和換句話說後的優點大聲唸出來。

✳【規則】「我很（缺點）。不對，我很（優點）！」

例如：「我很懦弱。不對，我很溫柔！」

④按照同樣的方法繼續唸，並且在唸到「不對！」的時候站起來。

※假如你寫了十個，就把步驟③和④重複做十次。

✳「改變」的執行方法〈實踐篇〉

做了①～④的練習，只要有抓到感覺就好。

在日常生活中，當腦海裡浮現負面思考的時候，你要能夠反射性地把它換句話說。

做了這個練習之後，應該會發現站起來的動作會和「不對！」連結在一起，讓你印象更加深刻。

而且，當你說出「不對！」的時候，音量是不是變大了呢？就連背部都會挺直喔！

第三步驟「改變」的特色在於「做了會很愉快」，愉快有助於培養習慣。這樣一來，當你想到自我否定的話語時，就能夠馬上加以反駁。

我在這裡分享一個小技巧：與其把負面思考「顛倒過來」，不如以「把它敘述得婉轉一點」的感覺去做，這樣會比較順利。

和「我必須把缺點變成優點」比起來，「試著改編一下」更容易辦到。

三個步驟的複習

那麼，就讓我再次整理「心靈重開機計畫」的步驟。

①執行「停止」

②閱讀在「增加」步驟製作的清單

③執行「改變」

例如：認為自己很沒用而陷入谷底時

①執行「停止」（約一分鐘）

②閱讀「我辦得到的事」和「我喜歡的人事物」清單（約一分鐘）

③「我很沒用。不對，我只是還不熟練而已！」（幾秒鐘～不滿一分鐘）

像這樣持續一個半月之後，在你進行「停止」步驟的瞬間，就會想起在「增加」和「改變」步驟中抓到的感覺，大腦會自動為你「增加」正面思考，「改變」你的思考習慣。

前面提過很多次，我建議大家不僅要在情緒低落時，執行「心靈重開機計畫」

來對症下藥，最好從平時就像在訓練肌肉那樣固定做，這樣就能培養對抗壓力的抵抗力。

如此一來，到了緊要關頭就能馬上應變，即使垂頭喪氣，打起精神來的速度也會逐漸變快。

到最後，你就不會經常感到沮喪了。

大約過了一個半月，就能很快從沮喪中振作起來

到目前為止，在實踐過「心靈重開機計畫」的個案中，有超過九成的人都告訴我：「我變得不太會沮喪了！」、「即使心情低落，也能夠馬上打起精神了！」、「最近的感覺很不錯！」

絕大部分的人都在過了一個半月之後收到效果。這是因為，人要學會在心情

低落時無意識地執行「心靈重開機計畫」，需要一個半月的時間。

做了會覺得很愉快，所以自然能夠持之以恆，在不知不覺中像技能一樣培養起來。到了這個階段，即使遇到討厭或不順的事也能馬上振作起來。

訣竅在於「不要認為『我非做不可』」。

會憂鬱的人通常都很認真，往往會責怪自己都不去做，但這樣就本末倒置了。

有做到時稱讚自己很厲害，沒做到時就想「自己畢竟只是個凡人」。請大家以這種輕鬆的方式進行一個半月，等你回過神來，應該會發現意志消沉的次數急遽減少。

心靈重開機計畫 Q&A

Q：一定要按照「停止」→「增加」→「改變」的順序進行嗎？

A：一定要。「心靈重開機計畫」的精髓，就在於順序。

意識到自己會的事和喜歡的事、把缺點代換成優點等，每個步驟都不特別新奇，但如果把它們分開來做就沒有效果。

必須按照「停止」→「增加」→「改變」的順序來進行才有效。

憂鬱者也明白自己最好別再想負面的事，但就是辦不到。

即使別人對他說：「你只要多想一想自己會的事和快樂的事，不就好了？」

但憂鬱者已經固定在悲觀模式，沒辦法那樣想，因為他正處於心靈上完全沒有餘裕的狀態。

就算想要專注在自己辦得到的事以及喜歡的事上面，當心裡充滿不安和後悔時，哪有心情去想那些事呢？

因此，我們必須先讓負面情緒的迴路停下來，也就是執行「停止」的步驟。

執行「停止」的步驟之後，心靈就會多出一點餘裕，能夠意識到自己辦得到的事和喜歡的事物，同時產生安心感和採取行動的意願，更容易去挑戰新事物以累積成功經驗。

此外，執行「停止」步驟，能夠讓大腦一瞬間空白。人腦不喜歡空白，具有想要用什麼東西把它填滿的性質，在這時思考正面的事會很容易進入腦海。

最後的步驟「改變」，是要把負面念頭改成正面說法，但**如果心情不正面的話就辦不到**，所以要讓自己意識到「我辦得到的事」和「我喜歡的人事物」，藉此先增加正面的思緒，才能夠順利執行。

因此，順序是先「增加」再「改變」。

Q：現在我知道「停止」能夠趕走不安和後悔了，可是應該沒過多久就會再次消沉下去吧？

A：沒錯，就是這樣。

因為「停止」不是要把負面情緒變成正面情緒，只是讓負面情緒停下來而已。

不過，**即使只是「停止」也有效果。**

我舉一個容易理解的例子。

「在下著雪的寒冬夜裡，穿著薄衣服待在戶外一小時會怎麼樣呢？」

請想像一下這個情境。這應該相當痛苦，感覺會感冒或凍傷。

那麼，請再想像下面的情境。

「在下著雪的寒冬夜裡，先待在外面一分鐘，然後再進入溫暖的屋子裡，像這樣輪流進行，持續一個小時。」

這次的情境感覺比較容易忍受吧？屋內和屋外各一分鐘，所以待在屋外的時間總計是三十分鐘，只有剛才的一半。光是這樣負擔就減輕了，再加上令人痛苦的狀況一直中斷，對身體的影響似乎也不那麼大。

遇到不開心的事會變得悲觀是自然反應，**問題在於「長時間不間斷地處於悲觀狀態」**。這樣一來，負面思考就會越來越強化，養成連不必往壞處想的事情都會想的壞習慣。這是很可怕的，所以要避免。

養成「停止」的習慣後，一旦產生不安或後悔的念頭就能馬上停下來，在負面情緒長時間持續之前先加以打斷，並製造空白。

這樣做，就能達到「即使沮喪也能馬上抽離」，或「情緒不再像以前那麼低落」的境界。

Q：「停止」和冥想很像，對吧？

A：以效果來說是一樣的。除了冥想之外，也和坐禪或專注在某項事物時一樣。

所以，即使改用冥想或坐禪的方式也可以，但因為人們有「人在外面時也想要馬上消除不安」的需求，所以才採用「停止」這個比較簡易的方法。

而且，更重要的是，這個方法不僅簡單、不花時間，也不需要工具，就能很快得到效果。我們無法在路上坐禪或冥想，但能夠進行「停止」的步驟。

Q：我可以用看手機等方法來取代「停止」嗎？

A：不行，因為「低頭」這個動作不好。

在大腦的構造上，「低頭」的動作會促進內在對話，也就是腦海內會開始想東想西，無法讓思緒停下來，也無法把注意力放在外界。

只要去一趟身心科，就會發現大家在等候看診時都低著頭，讓人覺得他們狀況不佳。

因此，「停止」的步驟是從抬頭看天花板或天空開始。

我在想，人們在負面情緒來襲時，是不是往往會陷入一種模式，例如在社群網站上閱讀有相同煩惱的貼文，結果越來越消沉呢？

Q：「我辦得到的事」和「我喜歡的人事物」一定要寫在紙上嗎？

A：不一定，你也可以一邊掐手指列舉，或是在腦海裡想像。

不過，如果預先製作一份紙本清單，就可以在短時間內做完「增加」的步驟，比每次都要重新思考來得快。

此外，**透過書寫將腦海中的想法「可視化」，就能客觀審視自己的精神狀態，帶來很好的效果。**

據說有很多人覺得**這兩份清單就像護身符**，隨身帶著就能感到安心。

Q：「我喜歡的人事物」清單一定要寫很多個項目嗎？

A：把「我喜歡的人事物」清單盡量寫得詳細又具體，比寫下大量項目更能發揮威力，因為這樣做能夠體驗到更濃烈的情緒。

舉例來說，只寫「我喜歡喝啤酒」和寫下「在下班回家的路上，去喜歡的居酒屋喝生啤酒最棒了」，兩者牽動情緒的程度完全不同，後者讓人更想去做，也就是**動力會提高**，「擺脫憂鬱」的效果會更好。

大家對自己喜歡的人事物，應該都有特別講究的地方，請把那個部分寫下來。

Q：在「改變」的步驟中，我想不到要怎麼換句話說，怎麼辦？

A：有一句話很萬用，那就是「說不定會改善」。

舉例來說，當個案不知道該怎麼把「我動不動就不耐煩」換句話說時，我教他寫下「雖然我動不動就不耐煩，但說不定會改善」。

日本有個APP叫做**「負轉正辭典」（ネガポ辭典）**，用它來把負面字眼變成正面字眼很方便，我相當推薦。

「換句話說」的目的不在於要寫出正確答案，大家用像玩遊戲一樣的感覺去寫就可以了。這樣做之後，就會發現精神層面在不知不覺中改善了。

心靈重開機計畫

擺脫憂鬱的真實案例

在這裡，我要向大家介紹幾個藉由「心靈重開機計畫」成功擺脫憂鬱的實例。這兩名個案都曾服用精神科開立的藥物，藉此勉強過著日常生活。

戲劇性地擺脫長達八年的憂鬱

鈴木玲子小姐（化名） 三十四歲，上班族

＊憂鬱症病發前的經歷

畢業於工業大學的玲子小姐，原本在愛知縣某家大型運輸機製造商的工廠上班，負責機械設計的職務。她覺得自己的工作很有意義，一想到自己畫的設計圖變成實物對社會做出貢獻，就算加班或假日上班也完全不覺得辛苦。

然而，她在進公司的第三年被調到東京的總公司，不僅生活環境改變，總公司的一切和從前的部門比起來，都讓她覺得不習慣。

「從前的做法在這裡行不通。」

凡事都讓她產生這樣的感受。

不習慣東京的生活，再加上工作上的壓力，讓她越來越少開口說話。工作極為忙碌，加班和假日上班的頻率有增無減。她甚至覺得這是因為自己沒有戰力，只會給大家添麻煩。

玲子小姐好不容易努力了三年，但無法消除疲勞、淺眠和對一切悲觀等症狀開始頻繁出現，讓她覺得事情不妙，家人也勸她去看醫生，於是便去精神科診所求診。

醫生做出的診斷為**「輕度憂鬱」**。

她拿到醫生開立的精神安定劑，先吃一陣子看看。也許是藥物有效，她覺得症狀稍微改善了，但治標不治本。

開始在精神科診所看診後過了兩年，玲子小姐接到調職令，又回到原本的工廠任職。由於是從前習慣的環境，所以她的健康狀況並未惡化，但也沒能停藥。

回到工廠後第六年，**上司換人，使狀況瞬間改變。**新上司極端嚴格，不允許任何失誤。

和新上司相處讓玲子小姐覺得很痛苦，沒多久身體就出了問題，但她仍然認為「這是自己的錯」。

她想要試著改善，假日幾乎不外出，一心只想恢復體力，但健康狀況和心情還是沒有好轉。

這樣的生活已經持續了八年。

玲子小姐心想：「**這或許不是因為疾病，而是我的思考方式有問題？**與其跑診所，我說不定更該去諮商或上教練式領導課程。」

於是，她開始在網路上尋找相關資訊，最後終於發現我的網站。

＊「我辦得到的事」清單讓她找回工作意願

「我辦得到的事」清單對她特別有效。

玲子小姐把「我辦得到的事」清單貼在記事本背面，每天早上上班前都會看一遍。**這樣做讓她產生「我或許辦得到」的感覺，內心湧現了工作意願。**

結束為期半年的教練式領導課程之後，玲子小姐完全恢復了朝氣，也無須再吃藥了。

課程結束的那一天，玲子小姐說：

「我以前**總是對別人的一舉一動過度反應，**就算遇到討厭的事也**覺得是自己的錯，是自己不夠好，**但現在我不會這樣想了。我一直想要平凡地過生活，這個願望終於實現了。要是能夠更早接觸這個方法就好了！」

無法迎合上司而發病

山本哲也先生（化名）　四十二歲，研究員

＊過了四十歲之後產生的煩惱

哲也先生是外商製藥公司的研究員。

他的工作內容是「合成有效成分，以便開發新藥」。公司用「研究是一份最重要的工作，支撐著未來」來勉勵他，但實際上這份工作很難看到成果，也很難得到成就感。

儘管如此，他年輕時仍然覺得這個職場很自由、很棒。然而，過了四十歲之後，他開始在意起自己的工作成果，**覺得只有自己比不上別人。**

根據哲也先生的自我分析，他有著把事情藏在心裡的習慣，當他往壞處想時，不安就會時常湧上心頭。此外，他在人際關係上總是**太過顧慮別人的心情，不敢說出自己的看法。**

儘管如此，哲也先生還是每天勤於研究。然而，當很照顧他的上司離職，新的上司就任之後，情況便瞬間改變。

新上司對想法和自己不同的人，表現出強烈的攻擊性。面對不迎合他的部下，這位上司的態度顯然較為嚴苛，接連有部下離職或罹患精神疾病。

哲也先生也是其中之一。

即使工作上必須來往，但新上司仍然把哲也先生當作空氣一般不予理會，讓他逐漸喪失自信。

✳重大發現讓他被憂鬱逼入絕境

在這種狀況持續的某一天，哲也先生偶然在研究中有了重大發現，成功合成了非常有效的藥物成分。這對研究者來說是個千載難逢的機會，讓幾乎自信全失的他重新燃起希望。

這對公司來說同樣是個重大發現，實際上也真的有一群人，為了將哲也先生的研究結果開發成商品而集結起來，願意協助他的人越來越多。

然而，在實驗室合成藥物成分，和大量生產新藥完全是兩回事，他們失敗了無數次。

哲也先生漸漸夜不成眠，每天早上一起床，自我否定的想法便接連浮現腦海，還開始出現睡眠時不斷盜汗的症狀。壓力所導致的健康惡化，對精神上也造成了傷害，讓他覺得自己再也抓不住這次機會，喪失了自我肯定感。一想到將來的事，他就不安到了極點。

最後，他感覺到自己**無法集中注意力**，察覺不對勁而去精神科診所求診。

診所醫師並沒有提到具體的病名，只是將他診斷為「**近似憂鬱的狀態**」，讓他服藥一段時間看看。不知道是不是藥物有效，隨著時間過去，那些身體不適的症狀都不見了。

儘管如此，**他仍然沒有取回自信的跡象**。就在這個時候，他的主治醫師過世，診所也關門了。

哲也先生察覺，光靠藥物無法解決內心的煩惱。以此為契機，他想要「打造一顆堅強的心」的念頭越來越強烈。於是他開始上網搜尋，在過程中看到我的相關資訊。他說，起初他也是半信半疑。

＊靠「停止」抑制了恐慌

哲也先生一心想要消除不安，很認真地實踐了「心靈重開機計畫」。

其中，「停止」的步驟讓他**即使產生不安的情緒也能馬上轉換心情，**不再像以前那樣陷入恐慌。這成為他的支柱。

上了半年的教練式領導課程之後，他悲觀的次數大幅減少。即使工作仍然很辛苦，但精神層面安定下來，讓他的工作也開始往好的方向前進。

課程結束後，哲也先生告訴我：

「以前的我悲觀又自虐，總是垂頭喪氣地過日子。如今上完教練式領導課程，我反而不知道自己以前究竟在煩惱什麼了，甚至連從前的煩惱都想不起來。

坦白說，我現在還是有煩惱，將來也會有阻礙擋在我面前，但我已經**有自信去面對了。**

我之所以來上教練式領導課程，原本的目的是為了擺脫憂鬱、消除不安，然而現在我的心境已經改變，不但不再有這樣的想法，還覺得**難得來世上走一回，要是只感到安心的話就太無趣了。**」

＊

玲子小姐和哲也先生都靠著實踐「心靈重開機計畫」，重新找回安定的日常生活。**是他們抱著「不能完全仰賴精神科醫師和藥物」的想法，並主動採取行動，才使得情況好轉。**

＊

除此之外，我還收到一些令人開心的心得感想，以下就列舉一部分。

要帶孩子，又要和媽媽友*[7]及鄰居來往讓我感到疲累，開始把自己關在家裡。我察覺事情不妙，心想應該去看身心科比較好，但又在意旁人的眼光而不敢去求診。這時，我認識了川本教練，向他請求協助。上了三個月的教練式領導課程並實踐「心靈重開機計畫」之後，我恢復成以前的樣子，當然也不必去身心科了，真的非常感謝教練。

（四十歲女性，家庭主婦）

我終於如願懷孕生子，原本應該過得很幸福才對，但照顧孩子遠比想像中辛苦，當我回過神來，才發現自己每天都過得充滿不安和壓力。我周遭沒有人可以仰賴，老公也很忙碌。一想到從前的我明明更能幹，心情就越來越低落。這時，我遇見了教練和「心靈重開機計畫」，每次去上教練式領導課程都讓我逐漸產生安心感，終於能夠好好享受和孩子共度的時光。

（二十八歲女性，家庭主婦）

我有社交恐懼，和別人說話時不敢直視對方的眼睛。隨時都感覺精神緊繃，下班後回到家總是疲憊不堪。我在工作上必須聽取使用者的需求，並且向他們說明服務內容，所以覺得自己非得想辦法克服不可。就在這時，我認識了川本教練和「心靈重開機計畫」，現在已經不再有社交恐懼，工作起來也比以前更輕鬆了。

（五十歲男性，照護員）

我對自己的將來和健康總是往最壞的方向想，為此垂頭喪氣或情緒不穩。不過，在我實踐「心靈重開機計畫」，上了三個月的教練式領導課程之後，那些莫名的不安就消失了，我現在過得很好。教練式領導成了我人生的轉捩點。

（四十二歲男性，非營利組織職員）

＊7：「媽媽友」是指由有孩子的媽媽們所組成的圈子。

專欄

會引發憂鬱的三種思考模式

容易憂鬱的人在思考模式上有共通點，我認為，那些思考模式就是引發憂鬱的原因。

如果大家先了解容易憂鬱者的「思考習慣」，再來實踐本書介紹的「心靈重開機計畫」，效果會更好。

會引發憂鬱的思考模式①

「我不可以往負面思考。」

在這裡，我要很唐突地提出一個請求。

「請你千萬不要想像搞笑藝人跳舞的樣子。」

怎麼樣？

儘管心裡知道不可以去想，但你腦海中真的沒有浮現跳舞的搞笑藝人嗎？

人腦無法直接理解「否定」的句型。若要理解「否定」的句型，就要先想像那個要否定的東西，接著再否定它。

也就是說，**當你每次對自己說「不可以去想」的時候，就非得去想不可。**

那麼，假如你想著「我不可以往負面思考」會怎麼樣呢？

大腦會先想像「自己正在進行負面思考」，然後再打消念頭。

諷刺的是，如果我們每天都這樣，持續幾年甚至幾十年，就會造成「輕易就能想像負面狀況」的結果。

我將此稱為**「負面思考的日課」**。明明不願再去想它，卻因為形成了「不可以去想」的思考模式，反而強化了負面思考。

其實，**負面思考本身並不是一件壞事**，任何人遇到討厭的事都會變得負面消極，這是很自然的。

問題在於「負面思考持續不斷」，以及「養成凡事都往壞處想的習慣」。

從前，教我教練式領導的平本相武老師曾經對我說：

「負面思考沒有好壞可言，重要的是，你要客觀了解自己當下的狀態。也就是說，當你發現自己又變得消極時，只要思考該怎麼擺脫現狀就好，**不需要覺得消極的自己很沒用。**」

聽了這番話，從前一直認為「只會負面思考的自己很沒用」的我改變了想法，了解到：「原來負面思考不是壞事啊！」

現在回想起來，那時候的我得到了救贖。

假如負面情緒控制了你，也不要拚了命想要消除它。當你越是想著「不可以往壞處想」，心情就越會盪到谷底。

與其否定負面情緒，不如**培養「能夠客觀看出自己正處於消極」的習慣**，這才是能讓自己不再消沉下去的祕訣。

引發憂鬱的思考模式②

「我最好／必須樂觀一點。」

無法擺脫悲觀狀態的人，總會想要變得樂觀。

有些人可能會有「我必須樂觀一點」這種近似**強迫思維**的念頭。這會和上一節解說的「負面思考不好」的既定觀念加乘，讓人心想「為了樂觀起來，我非得做些什麼不可」而導致焦慮。

最後，這樣的人會開始採取行動，例如讀遍**心靈勵志或超自然**書籍、訂購有聲書教材或參加**研習會**等等。

此外，也有人迷上**超自然療法**，或是仰賴**占卜**。

儘管我這麼說，從前的我也經常做這些事。

在我陷入憂鬱之後，一直到接觸教練式領導的四、五年之間，我總是一個勁地閱讀心靈勵志書籍、看影片、聽音檔，只要是在我能到達的範圍內，我也會去參加研習會。偷偷說，**其實我也取得了好幾個和超自然有關的證照。**

這種日子持續了幾年，某一天我突然察覺**自己根本完全沒有改變。**

沒錯，我明明學了很多東西，但精神上仍然不安定。

剛讀完心靈勵志書或接觸超自然時會有不錯的感覺，甚至讓我深信「這樣就沒問題了」。

遺憾的是，這種良好的感覺並不持久，當我回過神來，就發現自己不知不覺中又回到從前悲觀的樣子。我想應該很多人都有這種經驗吧？

明明有了變樂觀的經驗，為什麼無法持久？
原因在於**「覺得『樂觀眞好』的經驗太少」**。

對悲觀狀態感到安心的心理

人類會對無法預測的未來感到不安。對平時就常態性地處於悲觀狀態的人來說，他們很嚮往樂觀的狀態，覺得保持樂觀是一件很舒服的事，但另一方面，他們卻無法想像「持續樂觀」的情況。

相反地，**處於悲觀狀態雖然令人痛苦，但他們每天都在體驗**，所以很容易想像自己未來會怎麼繼續悲觀下去。

儘管這不是他們的本意，但暗地裡還是會因此感到安心，所以會想要保持在悲觀的狀態。這稱為**恆定性**（homeostasis），只要恆定性還在運作，就算當事人再怎麼想要往樂觀的方向前進，還是會被拉回去。

若要擺脫這種狀態，最有效率的方法是**累積小小的樂觀體驗**，讓這種良好的狀態變成家常便飯，亦即**「累積小小的成功經驗」**。

與其勉強自己一下子樂觀起來，不如一點一滴地改變——抱著這種感覺是很重要的。

如果想要累積小小的樂觀體驗，實踐「心靈重開機計畫」和一四〇頁起介紹的「最初問題」特別有效。

引發憂鬱的思考模式③

對事情的原因追根究柢

有憂鬱或悲觀傾向的人總會忍不住追根究柢，例如追究自己為什麼會變成這樣，想要找出原因。

其實，**就是這個追根究柢的習性引發了憂鬱，讓憂鬱狀態持續下去。**

我原本也是個很愛追究原因的人，十幾歲時甚至還想要知道這個世界的真理（現在回想起來真丟臉）。

我這個想要追究原因的習性招來了禍害，讓我有了下面這個經驗。

我十九歲時在任職的公司遭到職權騷擾，出現了近似憂鬱症的症狀，被迫留職停薪。

那時候，我無論如何都想知道為什麼會這樣，停職的期間每天都在追究原因，結果……

・我為什麼會到這家公司來上班？　↓因為學校介紹我來。

・那我為什麼會讀那間學校？　↓因為父母希望我去就讀。

↓我知道了，這都是爸媽害的！

像這樣，我一心認定自己現在會受苦都是父母的錯。

我甚至曾經對家母說：「我會這樣都是你們害的！」現在想起來真的很對不起她。

透過自己的經驗，以及聽過許多人的經歷之後，我能確定一件事，那就是：

「即使追根究柢，也不知道最後找到的原因究竟正不正確。就算知道原因，也不一定能夠改善現狀。」

此外，當我們過度追究原因，**還會導致不安和恐懼感越來越強烈。**

我曾聽說人的記憶比我們想像中更模稜兩可，能夠配合自己的需要隨意捏造。這樣一來，即使努力追究原因，也不知道自己找到的答案到底對不對。

找到可能的原因確實會讓人感覺暢快許多，但這樣也不代表現在的狀況就能獲得改善。事情沒有那麼單純。

我前面提過自己怪罪父母的經驗，但即使真的是父母的錯，事到如今也於事無補。

而且，就算父母認錯並向我道歉，我現在的思考和行為模式也未必會往好的方向發展。

真要說起來，**想要用引發問題的思考模式來解決問題，本來就不會順利。**

「你要追究原因是無妨，但那樣做沒什麼效率。」

這是我的師父之一，史蒂芬．紀立根（Stephen Gilligan）博士的話，我也對此頗有同感。**如果有時間去追究原因，不如思考現在該怎麼辦。**

如上所述，容易憂鬱的人有著這些會引發憂鬱的特有思考模式。

只要觀察當事人的思考模式有沒有改變，就能判斷他能不能擺脫憂鬱。

我的個案在實踐「心靈重開機計畫」和接受教練式領導課程的過程中，出現了變化。例如「變得不太在意自己是樂觀還是悲觀」，或是「不再去想為什麼會這樣，而是思考該怎麼辦才好」，於是我便能做出「他們接下來不太會出大問題了」的判斷。

第三章

想讓憂鬱好轉
務必要實踐的九個方法

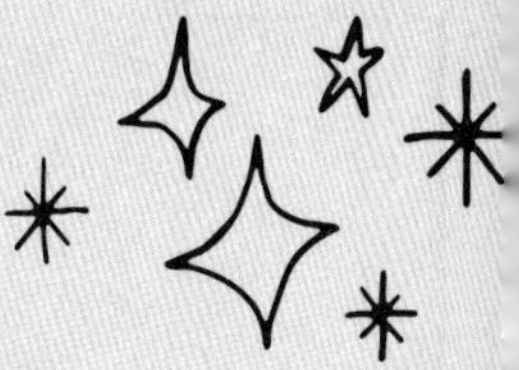

機會難得，你想不想讓自己更加充滿活力，
去挑戰想做的事情呢？
反正都要做，要不要連人生也一起改變呢？

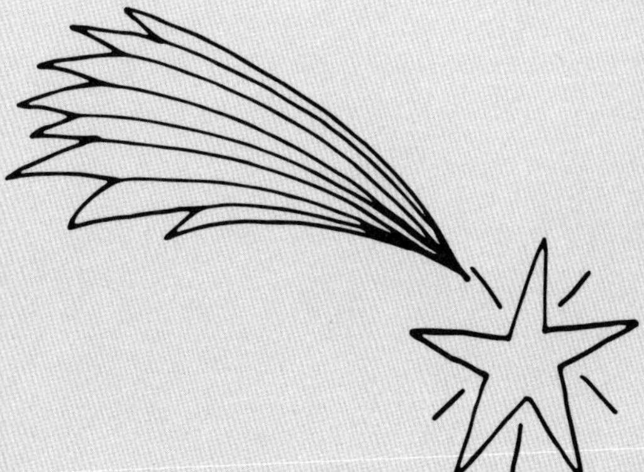

去做人生中想做的事

我在第二章介紹了「心靈重開機計畫」，若養成執行這個計畫的習慣，內心就會經常感到舒適。

這種感覺就像是吃飯時打從心底覺得好吃、洗澡時感到放鬆，或是和能夠自在相處的朋友在咖啡廳聊天一樣。

你應該會覺得很暢快，察覺最近不太會心情低落了。因為你的內心處於平穩狀態，不會感受到過多的不安和後悔。

這時，你就像是**已經做好熱身操，隨時都可以參加比賽。**你的內心已經打好地基，覺得自己可以站上競技場了。

既然如此，機會難得，你想不想讓自己更加充滿活力，去挑戰想做的事情呢？

反正都要做，要不要連人生也一起改變呢？

沒問題，交給我吧！

「心靈重開機計畫」具有**提升心靈層面、使其安定的效果**。我總是鼓勵處於這個階段的個案實踐「讓憂鬱進一步好轉的九個方法」，以下詳細介紹。

方法一　隨身能量景點

有沒有什麼地方讓你去了會有好心情呢？

例如愛去的咖啡廳、經常去散步的公園、健身房或主題遊樂園等等，有些人則是喜歡去神社或寺廟，也有人偏愛山邊或海邊等有大自然的地方。

這樣的地方就是你的「能量景點」。

我很喜歡神社，去到喜歡的神社就能獲得能量。

我住在三重縣，伊勢神宮就是我的能量景點。

當你必須去做一件令你提不起勁的事，或是必須面對會帶來壓力的場合時，假如能夠先去你喜歡的能量景點再做那些事，是不是會比較安心呢？

雖說如此，每次遇到事情都要去能量景點，這幾乎不可能辦到。

不過，如果能夠**隨身攜帶能量景點**，隨時都能讓它呈現在眼前的話呢？

在參加重要的面談或會議，或是要在大批觀眾面前做簡報之前，若能讓能量景點出現在眼前，是不是能夠更有自信地上場呢？

「隨身能量景點」能夠達到這樣的效果。

「隨身能量景點」是我自己取的名字，這個技巧在NLP中稱為「卓越圈」（Circle of Excellence），我把它應用在這個方法上。

「隨身能量景點」就如同字面所示，它可以讓你**隨時、隨地、輕易地體驗到實際去到能量景點的感覺，有時感受甚至更好。**

而且，只要你有心，要增加它的威力也很簡單。一開始需要花一些時間準備，但只要做過一次就能反覆運用，請大家務必要試試看。

✳「隨身能量景點」的製作方法

①用在腦海中想像的方式，在你眼前的地上畫一個你自創的能量景點入口。

畫什麼形狀都可以，不過畫圓應該最容易想像。

順便一提，除了畫圓之外，在我的個案中有人會想像岩石、巨無霸鬆餅、竹林或門。

②請你仔細想像能量景點的具體大小、形狀、顏色、是否發光（若是，則要想像它散發出什麼樣的光芒）、會不會發出聲音、會不會動或是保持靜止等等。

③站在能量景點前面，回想「這輩子遇過最開心的事」。

這時候，請你想像自己穿越時空回到過去，鮮明地回想起當時「看到的景象」、「聽到的聲音」、「感受到的氣氛和溫度」、「觸覺、味覺和嗅覺」。要盡量回想得逼真一點，並且同時回味當時萌生的情緒，例如安穩、溫暖、昂揚或興奮的感覺等等。

④內心保持同樣的情緒，踏進想像出來的能量景點，並且在能量景點中充分感受身體接收到的感覺。

⑤暫時走到能量景點外面，這次要回想「這輩子遇過最快樂的事」，像步驟③那樣再體驗一次，接著和步驟④一樣踏進能量景點，讓身體的感覺和情緒更為強烈。

⑥輪流以下面的主題，反覆進行步驟③到步驟④。

・這輩子讓你笑得最開心的事
・這輩子遇過最療癒的事
・正在吃愛吃的食物
・和喜歡的人在一起
・正在聽喜歡的音樂
☆如果還有其他主題能讓你的狀態變好，請一定要加進來。

⑦做完一遍之後，走出能量景點，伸個懶腰或深呼吸來重整心情。

⑧接著，請你心無雜念地踏進能量景點。這時，你應該會發現能量景點外面和裡面的感覺不一樣。當你反覆進出兩、三次，確認到感覺真的不一樣時，就完成了。

要能夠確實地想像，大概會花十到十五分鐘。

✳「隨身能量景點」的使用方法

在面臨關鍵時刻之前，在腦海中想像能量景點，並且踏進那裡面即可。這樣子，「無敵的你」就完成了。

「隨身能量景點」的最大特色，就是很簡單就能辦到。

你只要試試看就知道，做這個真的會**讓人非常安心**、沉穩。我請個案實際做做看，他們的表情全都和緩了下來。

而且，接二連三地回憶對自己而言開心的好事，應該會覺得很愉快才是。

我在主持研討會之前也會做「隨身能量景點」，先打理好內心狀態再正式上場。拜此之賜，我總是能在良好的狀態下進行。

最重要的是，這個方法很簡便，不必特地跑去能量景點，而且還可以省下交通費。

方法二 **最初問題**

這是我的師父平本相武先生教我的方法，**在剛起床時向自己發問，藉此讓精神狀態好轉。**

人腦的運作就像Google這類搜尋引擎一樣，問它模糊的問題，就會得到模糊的答案。問它負面的問題，就會得到負面的答案。

憂鬱者幾乎每天都會問自己負面的問題。

「今天也會發生討厭的事嗎？」↓搜尋討厭的事。

「今天又會是不安的一天嗎？」↓搜尋令人不安的事。

「我今天又得跟他見面嗎？」↓搜尋那個討厭鬼的資訊。

當事人在無意識中想著這些負面的問題，大腦便按照指令開始搜尋，這就是大腦搜尋引擎的運作機制。

「最初問題」就是要反過來運用這種機制。

既然名叫「最初問題」，早上起床後第一件事就做這個，效果最好。

不過，如果強迫自己一大清早一定要做這個，就會有反效果，所以只要在想到的時候做就好了。

方法很簡單，只要從下列兩個問題當中選一個問自己即可。至於要問哪個問題，就看當下的心情決定。

「我什麼時候會很開心？」

「我什麼時候會很愉快？」

任選一個問題，在一分鐘之內在腦海中反覆問自己。這很簡單，請現在就試試看。

好了，一分鐘過了。

你覺得怎麼樣呢？

是不是在不知不覺中開始想像開心和愉快的事情了呢？

「經常想像不安和恐懼的事」或是「經常想像開心和愉快的事」，哪一種比較能夠安定精神呢？

不用說也知道答案了吧？

方法三 感謝大作戰

我聽說「越常說『謝謝』就會越幸福」，以前曾有一段時期，會像唸咒語般自言自語地說謝謝。

其實，那時候我在工作上和精神上都非常痛苦，抱著想要抓住救命浮板的心情試著這樣做，但遺憾的是並沒有得到好結果。

在那之後過了幾年，我透過學習教練式領導和NLP獲得安定感，想要再次試試看「謝謝」這句話的威力。

但是，如果得到和上次相同的結果就沒有意義，所以這次我不用自言自語的方式，而是試著挑戰**「增加對別人說『謝謝』的次數」**。

踏進超商或餐飲店時，我會在結帳櫃台用店員聽得清楚的聲音說「謝謝」。當家人或身邊的人為我做了什麼，我也會說「謝謝」。假如有人誇獎我，當然更要說「謝謝」。

就只是這樣而已。關鍵在於**「要讓對方聽見」**。

起初，我並沒有感受到太大的變化，但能夠和別人稍微交流讓我感到愉快。

在我開始這樣做之後兩個月，明顯的變化發生了。

「咦？話說回來，我最近心情好像滿好的耶！」

我察覺了這一點。為什麼我的心情會變好呢？

這其實是因為，感謝的話語最能安定人的精神。

在那兩個月當中，我不停地說「謝謝」，而最常聽到這句話的人是誰呢？

絕對是我自己。

沒錯，我說的「謝謝」除了對別人表達感謝之意、讓對方開心之外，對於整頓自己的心靈具有更大的貢獻。

發現這一點之後，我就建議許多人也來進行「感謝大作戰」，同樣得到正面的迴響。

憂鬱和悲觀的人總是把「不好意思」和「對不起」掛在嘴上。

相反地，精神充沛和順心的人總是經常說「謝謝」。

這就表示，經常說「謝謝」顯然要好得多。

方法四　不要說「可是」

我在「感謝大作戰」那一節提到，憂鬱和悲觀的人經常說「不好意思」和「對不起」，而他們同樣很常說「可是」。

「我很想努力，**可是**辦不到。」

「我很想打起精神，**可是**做不到。」

「我很想和別人親暱地交談，**可是**我會害怕。」

有時候，背後或許真的有辦不到的苦衷，讓人覺得：「這樣啊，既然有苦衷，那就沒辦法了。」

不，請你等一下！「可是」這兩個字，其實暗藏著意想不到的陷阱！

「可是」兩個字前面是「自己想做的事」，但後面卻接了「辦不到」這種否定的話。

仔細想想，這樣不就代表你放棄了自己想做的事情嗎？

「我很想努力，**可是**辦不到。」↓**不努力**。

「我很想打起精神，**可是**做不到。」↓**不打起精神**。

「我很想和別人親暱地交談，**可是**我會害怕。」↓**不和別人交談**。

沒錯！用了「可是」這個詞，就表示即使有事想做，卻可以不必去想，也不必採取行動。

也就是說，這是**「放棄的藉口」**！

＊用「那麼」來代替「可是」

察覺這一點之後，我要求自己和我的個案不要說「可是」。

然而，如果只是不說「可是」會有個問題，那就是當自己想說「我想要……」時，會不知道該怎麼面對這種心情。

因此，我用下面這句話來取代「可是」。

「那麼，我現在能夠做些什麼？」

這句話效果絕佳。

「那麼，我現在能夠做些什麼？」這句話會刪去「辦不到」和「不去做」的選項，讓你進一步去尋找現在能辦到的事，這樣一來腦海中就會靈光一閃，想到說「可是」時沒想到的事。

「現在能做的事」即使只是小事也無妨。

「我很想努力。**那麼，我現在能夠做些什麼？**」↓。總之先去附近散散步。

「我很想打起精神。**那麼，我現在能夠做些什麼？**」↓去看能夠提振精神的漫畫。

「我很想和別人親暱地交談。**那麼，我現在能夠做些什麼？**」↓先對著電視說話。

只做到這點程度也無妨。**與其什麼都不做，多少做一點事情肯定比較好。**

這些小事累積起來，不久就會讓你養成習慣，最終引發很大的變化。即使只是螞蟻般的一小步，也是切實地在進步。

踏出一步之後所看到的風景，將和過去完全不同。

✳不說「可是」讓我克服人生最大的難關

機會難得，在這裡我要談談自己藉由不說「可是」來克服逆境的經驗。

我剛開始擔任全職教練時絕對稱不上一路順風，反倒是陷入最糟糕的情況。

沒有工作上門、存款越來越少……這種狀況持續著，最後我終究繳不出各種費用，**一個月後房子就要被拍賣了。**

在那段時間裡，「我要趕緊採取對策，但是束手無策」的念頭一直在我腦海中打轉。

越是想方設法，就越是慌了手腳，不知道究竟該做些什麼才好。

那時，我禁止自己說「可是」，並且時常問自己：「那麼，現在我能夠做些什麼？」

感到不安時，我就問自己：**「那麼，現在我能夠做些什麼？」**

想不出新的構想而卡住時，我就問自己：**「那麼，現在我能夠做些什麼？」**

真正面臨危機時，我也問自己：**「那麼，現在我能夠做些什麼？」**

藉此，雖然只是一些小事，但我總算找到能做的事並且實際去做，養成了這樣的習慣。

我採取了一些小小的行動，例如「先在部落格發文」，或是「傳訊息給別人，藉此傳達自己的理念」等等。

結果是：雖然很小，但我得到了成果。

這讓我有了一點自信，原本不知所措的我變得落落大方，而且**運氣和人氣都接著來，**形成良好的循環。

最後，很多事情都變得一帆風順。

工作上了軌道，個案越來越多。上電視的夢想實現了，還能舉辦夢寐以求的課程。最重要的是，支持我的人變多了。

不用說，我現在仍然持續實踐「那麼，我現在能夠做些什麼？」這一招。

方法五　**對著鏡子微笑三十秒**

憂鬱者的表情會漸漸失去變化，也就是面無表情。硬要說的話，那是一種會讓別人覺得「這個人好陰沉」的表情。看了我年輕時的照片，照片裡的我幾乎都沒有笑容。雖然我想要笑，但總覺得很勉強。

還記得年輕時我的確不擅長露出笑容，所以拍照時總是不想入鏡。

現在，別人經常對我說：「你總是笑咪咪的呢！」看來笑臉已經成了我的招牌表情。

有人說：**「人不是因為不快樂才不笑，而是因為不笑才不快樂。」**我覺得這句話完全正中紅心。

和尋找快樂的事比起來，要增加笑容比較簡單。

「面對鏡子微笑三十秒」是個有效的方法。

具體的做法是，**在每天早上洗臉時對著鏡子練習微笑三十秒**，就這樣而已。

這看似簡單，但要習慣相當不容易。

由於之前不常笑，所以臉部肌肉實在很僵硬，會像痙攣似地露出奇怪的表情。

不過，只要每天持之以恆地做，感受會越來越好，過不久嘴角就會上揚，形成一張笑臉。

有趣的是，這樣做會**讓人湧現「總覺得很開心」的感覺**。

我觀察我的個案，發現許多有社交恐懼或人群恐懼的人，都繃著一張臉。

這樣一來，互動的對象也會跟著緊張而笑容變少，讓我的個案覺得「別人果然很可怕」，導致社交恐懼更嚴重。

只要記得保持笑容，社交恐懼就會在不知不覺中消失。

方法六 「啊，我是這樣想的。」

負面情緒和思考不是突然浮現的，一定是發生了什麼事情，讓你產生負面情緒或身體反應。

舉例來說，看到不擅長應付的人會產生不愉快或緊張的感覺，而它們是歷經下面的過程產生的。

①看到不擅長應付的對象。
②把看到的影像對照腦海中的記憶。

③得到「這是那個討厭鬼」的對照結果。

④根據對照結果，產生情緒和感覺。

由於這些過程發生在一瞬間，所以我們往往會忽略②和③。

如果好好利用這個機制，在③之後插入一句「我是這麼想的」，就能夠稍微冷靜下來，讓對照結果產生變化，感覺不會像以前那麼討厭了。

簡單來說，當你一心想著「是那個討厭鬼」時，要緊接著在心裡對自己說「我是這麼想的」。

「我是這麼想的」是一句從客觀視角出發的話。

每當我遇到什麼不開心的事，就會在中間穿插一句「我是這麼想的」。

光是這樣做，我後續的情緒和行為就不會偏向負面。

在習慣之前，你可以在負面思考或負面情緒湧現後，先來個深呼吸，再接著對自己說「啊，我剛才是這樣想的」，這樣會比較順利。

方法七 正面回饋

我的教練式領導課程，原則上會在三個月內上六堂課。

第一堂課除外，從第二堂到第六堂課，我都一定會要求學員做「正面回饋」。

這會在課堂一開始時進行，由我問學員下列問題。

「從上次上課到今天為止，你遇過什麼好事、順心的事、讓你鬆一口氣的事或悠閒的事？」

當我這麼問，學員們就會回想起那些事情，並且說出來和我分享。

接著，我會針對他們分享的內容進行更詳細的訪談，讓學員的心理狀態比一開始更好。

這和「心靈重開機計畫」的「增加」步驟，具有相同的效果。

在進行教練式領導課程的一開始，先提升學員的精神狀態，讓他們能夠以良好的狀態來面對課題，更容易解決問題。

有時候，學員告訴我：「我原本有事情想要向您諮詢，但現在已經覺得不要緊了。」

光是這樣就很有效，但「正面回饋」厲害的地方不只如此。

學員在首次體驗過「正面回饋」之後，就會猜想下次上課時我也會問同樣的問題。

這樣一來，他們就會開始留意日常生活中的「好事、順心的事和鬆一口氣的事」。

實際上，在我的個案當中，就真的有人把這些事情筆記下來以免忘記。

這就是我的目的。

「可是，如果不說給教練聽，不就沒有意義了嗎？」

如果你這樣想，請你放心。只要你能夠習慣性地留意那些好事即可。

在睡覺之前，花個幾分鐘回想「好事、順心的事、讓你鬆一口氣的事或悠閒的事」就OK了。

憂鬱者往往會在睡前自我反省一番，這是一大禁忌！這樣做會在潛意識中埋入悲觀意識，讓你越來越憂鬱。

睡前只要把正面的事拿出來打分數就好。

順便一提，之所以不只回想「好事」，是因為這樣子往往只會得到「沒發生什麼好事」的答案。為了一定要問出正面的答案，我總是連「順心的事、讓你鬆一口氣的事或悠閒的事」這三項一起問。

這樣一來，就不會得到「沒發生什麼好事」的答案。

方法八　獎賞習慣

我非常推薦大家培養這個習慣，只要努力去做了什麼，就馬上給自己獎賞。

「帶著笑容和不善應付的人打招呼」→「好，獎賞自己！」

「一整天都待在外面」→「好，獎賞自己！」

「把沒讀完的書讀完了」→「好，獎賞自己！」

「稍微打掃一下房間」→「好，獎賞自己！」

「鼓起勇氣跟別人搭話」→「好，獎賞自己！」

像這樣，即使難度不高也沒關係，**只要靠自己克服了難關，就獎賞自己。**

獎賞是什麼都無妨，可以買高價品或嘗試特別的體驗來犒賞自己。

不過，由於要頻繁地犒賞自己，所以最好是小東西，例如：

- **買超商的甜點來吃。**
- **購買想看的雜誌。**
- **外食。**
- **在洗澡時點香氛蠟燭。**

透過獎賞的形式，能夠讓你習慣「肯定自己的努力」，這樣子大腦就會感到開心，湧現想要繼續挑戰的意願。

以我為例，我通常都用布丁做為獎賞，而且不是去甜點店買，而是去超商買回家吃。

努力了一天之後，去超商買布丁，在家裡慢慢品嚐，這段短暫的時光比什麼都還幸福。

「獎賞習慣」的祕訣，在於**犒賞自己時，一定要對自己說：「這是你努力做到○○的獎賞！」**先讓自己了解到「努力是有意義的」，然後再犒賞自己。

不過，也有人實在想不到要給自己什麼獎勵。對於這樣的人，我建議你**「存獎勵金」**。

「這是要買布丁的十五元。」

「這是要買雜誌的六十元。」

「這是要吃外食的一百五十元。」

像這樣，實際把錢投進存錢筒。

就這樣存起來，等到時機差不多了就拿去花掉，例如買衣服、去旅行或吃美食都很不錯。

「獎勵金」明天再重新開始存就好，要把它全部用掉。這時，也不要忘記「這是為了犒賞自己做了許多努力」喔！

順便一提，**請大家千萬別在做不好或沒去挑戰的時候設下罰則或扣分**，這樣會養成「無法採取行動」的習慣，要注意喔！

方法九　加上「或許」

有些容易憂鬱的人經常會有「**應該**」的想法。

「人就應該要……」

「工作就應該要……」

「社會應該要……」

此外，類似的思考模式還有**「必須」**。

「我必須認真才行。」

「我必須冷靜下來，不要生氣。」

「我必須忍耐。」

除此之外，他們往往還會抱著**「一定」**或**「正確」**的想法，例如「一定是這樣」或「正確來說是這樣」。

以上這些例子全都執著於「零」或「一百」，令人感到拘束。假如一直保持這樣的思考模式，對精神層面來說負擔很大。這是憂鬱者常有的「嚴以律己、嚴以待人」的想法。

為了解決這個問題，我建議大家**在浮現這種想法時加上「或許」**。

「人**或許**就應該要……」

「我**或許**必須冷靜下來，不要生氣。」

「**或許**一定是這樣。」

加上「或許」兩個字，原本很執著的想法就會變得柔和一點，讓你覺得「或許」意味著還有其他選項。

不是以其他方式來解讀「應該」、「必須」、「一定」和「正確」，而是先溫和地接受它。

這樣一來，就能夠毫無抗拒感地捨棄這種思考模式。

隨興做，不要太認真

到這裡為止，我傳授的九個方法都很有效，希望大家務必要試試看，但實踐時有一點要注意。

那就是「**隨興做，不要太認真**」。

容易憂鬱或悲觀的人都很認真。

他們在學習這些方法時，往往會心想「我必須每天都認真去做才行」。

但是，**這種「必須」的思考模式會讓自己受苦，同時也是個引發憂鬱的成因。**

不用每天做，只要在你臨時想到或是有心想做的時候再做就好。

實際上，我自己也不是每天都做，而是有空的時候偶然興起「啊，來問『最初問題』好了」的念頭，用這種隨興的方式進行。

其實，這些方法做越多次效果越好，但**如果抱著「非做不可」的心態去做會有反效果**，所以請大家隨興就好。

此外，我也很歡迎大家不要太認真去做。「稍微做一下，覺得有點愉快」是最好的，建議各位可以花一點心思，讓自己做起來更有樂趣。

例如，對自己說「我是這樣想的」時，可以模仿優雅貴婦的語氣說：

「哎呀，真是的，原來我的感想是這樣啊！」

這樣做會更有樂趣。

既然要做，就要做得愉快——各位說是不是呢？

不必九個方法全部做也沒關係。

即使只做你喜歡或想嘗試的方法，也具有充分的效果。

要懷抱夢想！

在執行上述方法的過程中，你心裡將會開始湧現想要挑戰新事物的動力。

這是個**揮別過去的自己，鼓起勇氣向前踏出一步的大好時機！**你已經準備好了，請一定要利用這個機會思考自己想做什麼。

要對理想中的未來懷抱夢想，夢想是什麼都無妨。

「我要去找一份真心想做的工作。」

「我想去見思念的對象。」

「我要開始一項新的嗜好。」

「我要去想去的地方。」

「我要準備考資格證照。」

「我要減肥。」

「我要開始運動。」

請在這時重新思考過去沒做過，或放棄去做的事。

擁有夢想能為我們帶來希望、動力和挑戰的勇氣。

請你懷抱著夢想，活出具有自我風格的幸福人生。

既然要有夢想，我建議大家按照下面的步驟去做。

①思考自己想做的事、想成為什麼樣子。

②預測夢想成眞的大約時期。

③夢想實現時，自己正在做什麼？要想像得具體一點。

④想像「夢想成眞後的×年（數字要具體，例如一年後或三年後）」，自己正在做什麼？

⑤從未來的角度出發，留一段話給現在的自己。

⑥回到現在，愼重收下那段話。

⑦為了成為那個未來的自己，思考現在能夠做些什麼，並且開始去做。

人只能實現自己想像過的事。為了實現夢想，我們必須理解自己現在能夠做什麼事。

假如你想像了未來，接受到未來的自己留下的訊息，但還是不知道自己具體上應該做些什麼，請你一定要問自己：

「為了邁向那樣的未來，我現在能夠做些什麼？」

心靈重開機計畫

憂鬱症痊癒後獲得順心人生的眞實案例

這裡要介紹的兩個案例都曾罹患嚴重的憂鬱症，長年不斷復發而飽受折磨。

不過，他們不僅透過實踐「心靈重開機計畫」克服了憂鬱症，還得到了從前認為自己辦不到而放棄的理想人生。

找不到工作意義，因空虛而罹患憂鬱症

高橋春樹先生（化名），四十歲，公務員

憂鬱症病發前的經歷

春樹先生大學畢業後，任職於當地的縣政府。

他父親一直對他說：「像你這種沒有能力和親和力的傢伙，只能當公務員。」春樹先生把這句話當真，選擇在當地的縣政府上班。

實際開始上班後，儘管他覺得這項工作做起來並不快樂，但也還算順利。幾年後，他結婚生子，也買了自己的房子。看在別人眼中，都覺得他過著安定又幸福的生活。

然而，有一股莫名的不安朝春樹先生襲來，讓他心想：**「總覺得不太對。我的人生這樣真的沒問題嗎？」**

接著，巨大的試煉降臨在春樹先生身上。

由於岳父母不斷介入他們夫妻間的問題，使得夫妻之間出現裂痕，最後終於分居。

這道壓力讓春樹先生身心出了狀況，去身心科求診後確診為憂鬱症。但由於他的症狀並沒有那麼嚴重，便借助藥物的力量勉強繼續上班。

他如此努力了兩年，但工作量和壓力有增無減，令他身心俱疲。夫妻間破裂的感情再也無法重圓，兩人終究還是離婚了。在這個階段，春樹先生陷入全身無力的狀態，不得不留職停薪。

照理說，他應該在這時好好接受治療才對，但不安的情緒催促著他，才休息三個月便回到職場。

起初他不僅身體不舒服，就連精神也不安定，但離婚使得壓力來源減少，讓他得以慢慢恢復。

兩年後他再婚了，感覺一切都回到原點。

＊調動到不想去的部門成了導火線

然而，再婚後過了一年，春樹先生的身體又出現異狀，症狀和從前得憂鬱症時一樣。

儘管如此，春樹先生還是繼續努力，不料一年後發生一件事，讓他的憂鬱症一下子惡化，那就是人事異動。新的部門讓他完全提不起動力。

春樹先生每天出門上班時都有一種**難以形容的空虛感**，從前那種「在縣政府任職的絕望感」擴大了。

經歷人事異動後兩個月，春樹先生再度確診**憂鬱症**。

而且，這次的病情比以前更嚴重，**他停職了將近一年。**躺在床上時，春樹先生一直在想：「自己的人生這樣子真的好嗎？」從前那種朦朦朧朧的煩惱和不安再度浮現腦海。

「再這樣下去不行，我得想辦法改變！」

他這麼想，開始查東查西，最後經過口耳相傳得知我的資訊，並連絡上我。

＊有了具體目標之後，不安便減輕了

剛開始上教練式領導課程時，春樹先生話很少，幾乎不會笑。

「我想要克服憂鬱。為此，我要辭掉現在的工作，去做適合自己的工作。」

這是他的心願。但是，當我問他「你想做什麼」時，他答不出來。

更重要的是，留職停薪使他收入減少，一想到「辭職之後沒有收入該怎麼辦」，他就不安到了極點。

首先，為了減輕不安，他設下的目標是「先暫時復職來解決收入的問題，然後投資自己並做好充分的準備，再辭掉縣政府的工作」。

訂下具體的目標之後，春樹先生的精神得以安定下來，並回到原本的職場。

因憂鬱症停職後，要再復職會伴隨極大的恐懼感，很多人都無法克服這一點而再次發病。

春樹先生起初也非常不安，但「做好充分準備就辭職」的目標成了他的支柱，讓他得以客觀審視自己。

＊回憶起夢想之後，病情便急速好轉

春樹先生之所以能夠康復，「心靈重開機計畫」做出了很大的貢獻，尤其「我喜歡的人事物清單」更是有效。

春樹先生原本就喜歡跑步，罹患憂鬱症之前，他幾乎每天都會在自家周圍慢跑，還有過「總有一天要挑戰全馬」的目標。

在製作喜愛清單的過程中，春樹先生回想起從前「想要參加茂宜島馬拉松」的夢想。

春樹先生在文具店買了軟木塞板，把馬拉松和茂宜島的照片釘在上面，放在坐下來就會映入眼簾的位置，自然而然地就看著它。

當腦海裡想到喜愛的人事物，意識就會逐漸往正面發展。

於是，從前不曉得自己想做什麼的春樹先生改變了。

他在思考「我要尋找真正想做的工作，並且實現夢想」的過程中找到了目標，那就是「想要從事教育相關工作」。

春樹先生毅然向上司傳達「想要調到教育相關部門」的意願，即使上司並未馬上答應，但他持續找上司面談，傳達自己的理念。

春樹先生以前都是還沒行動就先放棄，這對他來說是想都沒想過的事。看著軟木塞板讓他意識到「我要實現自己的夢想」，進而採取行動。

努力終於有了回報，他如願調到教育相關的部門。

這是春樹先生**這輩子第一次貫徹自身意志所得到的成果。他不僅藉此戰勝憂鬱，**還找到自己想做的事並加以實現。

他太太也說：「他變得笑口常開了！」

復職後兩年，他告訴我：

「我現在覺得，就算繼續留在縣政府也無所謂了。」

當時的他，露出了耀眼的笑容。

＊解說

有些人在別人眼中看似過著一帆風順的人生，卻在轉瞬間陷入憂鬱，春樹先生也是如此。

有工作、有收入、娶了老婆還買了房子，但當事人卻只覺得找不到歸屬。別人看了會說他「不知足」，但當事人總覺得這不是自己要的。

原因在於，他過去從來沒有自己做過決定。這樣的人在年紀增長後會發覺自己的人生不對勁，進而演變成憂鬱症。

春樹先生現在之所以過得快樂，是因為他終於能夠自己下決定了。

害怕上司的職權騷擾而使憂鬱惡化

田村美穗小姐（化名），三十八歲，上班族

＊憂鬱症病發前的經歷

美穗小姐從短期大學畢業後，任職於中等規模的製造商，被分配到品管部門，負責檢查、管理不合格的商品。

美穗小姐的個性原本就很活潑開朗，很快就融入職場，順利成為社會新鮮人。不用說，上面交付的工作，她也很努力地完成了。

然而，進公司的第二年，出乎意料之外的事情發生在她身上。

調來的新任小主管凡事都對美穗小姐很嚴厲，導致她越來越不敢去公司。

但是，責任感比別人加倍強烈的她，還是努力繼續上班。

這種日子持續半年之後，有一天當她早上起床要去上班時，**眼淚突然不停地湧出來。**

她沒意識到發生什麼事，沒過多久，就連呼吸都感到困難而陷入恐慌。察覺她樣子不對勁的家人，便帶她去醫院。

精神科醫師告知的病名是**「憂鬱症」**。

從這天起，美穗小姐便不得不留職停薪。和公司保持距離，得以安穩過日子，讓她的健康狀況逐漸恢復。

半年後，她復職了。

這次，為了減輕負擔，她要求調到總務部門。

新的職位壓力不像以前那麼大，上司和同事都是好人，讓她得以安穩地工作。她反而覺得大家對自己太客氣，讓她有點不好意思。

美穗小姐原本希望病情能夠就此順利康復，**但只要見到舊部門的小主管，她就非常害怕。**

待在公司時，她滿腦子都想著：「不知道什麼時候會再遇到那個小主管，怎麼辦？」

每當健康狀況變糟，她便休假，這樣的模式**反覆了八年左右**。在這段期間，她一直在看精神科，並服藥治療。

下班回家後只有睡覺，假日也不外出，這就是美穗小姐的日常生活。

「一直在跑醫院和吃藥，卻不覺得有比較快活。」

「想要改變，但是不知道該怎麼做。」

這些念頭每天占據她的腦海，讓她束手無策。

這時，一位朋友說「有人上了教練式領導課程之後擺脫了憂鬱」，把我介紹給美穗小姐認識。

＊靠漫畫角色克服職權騷擾

我至今仍然清楚記得初次面談那天，美穗小姐強顏歡笑的模樣，給了我「她在硬撐」的深刻印象。

教練式領導課程順利進行，隨著上課次數越多，美穗小姐越來越常露出自然的笑容。在我看來，她已經不再硬撐了。

沒過多久，她在製作「我喜歡的人事物」清單時，想起自己完全忘記的喜愛事物，包括穿和服、去最喜歡的城市京都等等，並實際去做那些事。

「我辦得到的事」清單也成了她工作時的支柱。

以前，她只要在工作上遇到不會的事，就會愣在原地或陷入恐慌，但是自從製作了「我辦得到的事」清單之後，她開始思考：「雖然不懂，但自己能做些什麼？」於是，她開始主動向同事請教或自己找資料，不懂的事就變少了。

隨著狀況逐漸安定下來，美穗小姐對工作的不安也消失了。

這時，我提供了一項訓練給美穗小姐，藉此減輕她對小主管的恐懼感，方法是在**腦海中想像小主管的臉和聲音變得像胖虎。**

這項訓練得到很大的好評。進行訓練時，美穗小姐一直笑個不停，結束後也說：「我覺得好像不怕了。」這項訓練進行兩次之後，她就算在走廊上巧遇小主管，也不會再像從前那麼害怕了。**即使和小主管共處，也不會過於在意了。**

美穗小姐原本要吃四種藥物，但在為期半年的教練式領導課程即將進入尾聲時，她只需要吃劑量最低的單一藥物即可。

她的工作變得很順利，每天都很快樂。

從前，美穗小姐一直覺得自己的人生沒有希望，但實踐了「心靈重開機計畫」之後，她開始覺得自己可以獲得幸福，也可以擁有夢想。

其實，美穗小姐一直對某位同事很有好感，但她只要想到自己的憂鬱症反覆發作，就不敢奢望會有進一步的發展而放棄。

然而，這時的她透過「心靈重開機計畫」獲得精神上的安定，**養成了看見可能性和希望的習慣。**

她向他告白：**「我喜歡你，請和我交往！」**

而對方竟然也答應了！就這樣，美穗小姐同時得到了健康和伴侶。

＊因為相信自己的可能性，得以擺脫憂鬱

在課程最後一天，我請美穗小姐想像自己的未來。

她想像的內容是：「我會結婚生子，和家人過著安穩的日子，然後也有了孫子。」如此稀鬆平常，卻是她從前認為自己得不到的東西。

她說：

「我本來以為，自己會得憂鬱症是因為我能辦到的事情太少。

但是，川本教練教我的內容卻剛好相反，他讓我知道自己原本就辦得到許多事情。

我之所以能夠戰勝憂鬱，不是因為得知自己缺少什麼，而是發揮了自己本來就擁有的。」

＊解說

有人像美穗小姐這樣，因為受到職權騷擾而陷入憂鬱。也有些人雖然不至於受到職權騷擾，卻因為別人的言行和態度而陷入恐懼。

一旦陷入這種恐懼感，只要見到對方的身影或聽到聲音，身體就會變得僵硬，心跳也會加速，這些都是恐懼感放大所導致的。

美穗小姐身上也出現同樣的症狀。若要消除對別人的恐懼感，就必須讓當事人重新認知到「對方其實沒有那麼可怕」，但在這之前，還必須先建立絕對的安心感。

「心靈重開機計畫」能夠培養絕對的安心感，美穗小姐也是從這一步開始。

有了絕對的安心感之後，對別人的恐懼感就會漸漸改善。先做到這一點，才能改變對對方的看法，並藉此克服恐懼。

＊

春樹先生和美穗小姐都花了好幾年的時間和憂鬱症奮戰，但他們確實康復了，過著比以前幸福許多的人生。

我想，最主要的原因還是他們「無論如何都想要治好憂鬱症」，以及「為了痊癒，只要是該做的事都努力去做」。

第四章
當家人陷入憂鬱時

憂鬱者非常在意旁人的反應。
如果家人很慌張或心情沮喪，病患本人也會察覺，
導致症狀惡化或拖長。
憂鬱症這個疾病，需要讓患者有個能夠安心休養的環境。
為此，家人要保持冷靜才行。

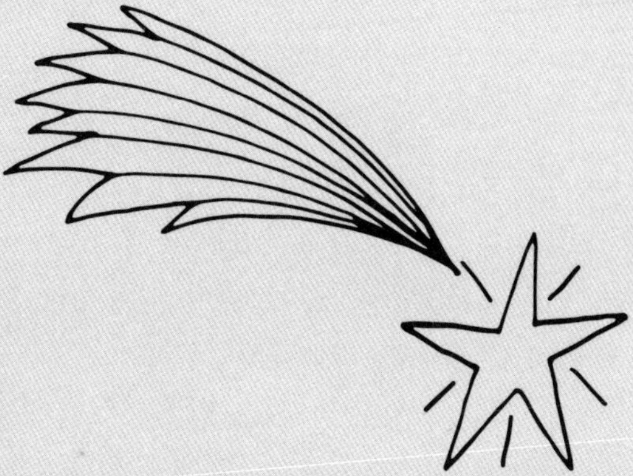

憂鬱總是突然降臨

除了患者本人之外，也有許多家屬會來向我諮詢。

「我老公得了憂鬱症而暫時停職，不知道該怎麼辦才好？」

「我媽媽確診憂鬱症，我該怎麼幫她？」

「我的孩子好像精疲力盡了，是不是該帶他去看醫生？」

這樣說雖然很像廢話，但基本上家人對於憂鬱症完全是外行人，要他們理解發生了什麼事相當困難。

我太太是護理師，但在我得了憂鬱症時，她說她完全沒有發現，因為我的症狀和她在學校學到的完全不一樣。

雖然都是憂鬱症，但每個人的情況可能天差地遠。

有些人的情況比較符合一般人的認知，例如情緒低落、死氣沉沉，或是說出「我好想死」等等，但也有人像我這樣，在心情沮喪之前就先出現失眠、腸胃不適和失去平衡感等生理症狀。

憂鬱症可怕的地方，就在於「它會在某天突然降臨」。

包括我自己在內，得過憂鬱症的人全都異口同聲地說：

「到昨天為止都還過得去，但到了今天就突然什麼事都做不了。」

這是我們最誠實的感想。

一旦陷入這種狀況，就必須靜養一段時間，也要吃藥治療。

如果可以的話，真的很希望在這之前就先未雨綢繆，但這相當困難。

儘管當事人看在別人眼裡已經是一副相當難受的樣子，但他卻不這麼認為，這就是病情發現得晚的原因。

憂鬱症表面上像是突然降臨，但實際上它一定有徵兆。由於當事人不會察覺，所以周圍的人必須多多注意。

【憂鬱症的主要徵兆】

・話變少。
・經常情緒焦躁。
・早上爬不起來。
・食慾減退或大增。
・時常心情低落。
・經常嘆氣。
・對事物失去興趣。

假如你的家人和以前相較之下顯得更常出現這些情況，就要上前關心。如果可以，我建議在這時就要找教練或心理師洽詢。

若症狀嚴重，就要考慮到醫院求診。

也要注意環境變化

容易憂鬱的人對環境變化很敏感。如果發生了什麼讓環境改變的事，就要仔細觀察他事後的情況。

【環境改變的實例】

- **就業、入學**
- **轉職**

・調職或升遷
・搬家
・生離死別
・本人或家人生病、受傷
・結婚
・懷孕、生產
・育兒

特定季節也會影響健康

季節也是個會引發憂鬱的因素。

人家常說季節變換時身體容易出毛病，若無法適應這時期的溫差，憂鬱就會惡化。

在颱風特別多的一年，健康狀況亮紅燈的人層出不窮，原因是一樣的。

季節造成的憂鬱在某種程度上是可以預測的。

到目前為止，自己的身體狀況到了幾月最不好？只要掌握這一點，就能夠事先做些準備。

我在五月和十月特別虛弱，當初因為憂鬱症病倒時也是發生在十月。

應對的方法是，當身體容易出毛病的季節來臨時，不要太勉強自己。不要把事情看得太嚴重，而是用**「啊，還是老樣子，我就是拿這時期沒辦法」**的心態來度過。這樣一來，最壞的情況就僅止於容易疲勞、全身無力。儘管身體不舒服，但狀況不會一落千丈。

憂鬱所引起的疲勞和季節性的疲勞很相似，容易混淆，要是過於煩惱「這疲勞肯定是憂鬱症復發所引起的」就會導致憂鬱症真的復發，所以不要混為一談。

若是得了憂鬱症

當病患本人狀況很差、要去看醫生時，有一件事大家要先知道，那就是**「精神科或身心科不會馬上為你看診」**。

大多數情況下要等上兩、三個月，而且幾乎都會請患者準備介紹函*8。

因此，最好先請熟識的家庭醫師進行診察，藉此判斷是否該去精神科求診。

這樣做一方面是為了請醫師幫忙寫介紹函，一方面則是為了先確認是否有內科疾病。

有些人起初以為是精神出了問題，做檢查後才發現是內科疾病。保險起見，還是先向平時看診的醫師諮詢吧！

當家庭支柱留職停薪時

經過精神科或身心科確診憂鬱症之後，與疾病奮鬥的日子就要開始，對家人來說，接下來才是最辛苦的時期。

首先，當家裡的經濟支柱因病請假時，一定會遇到收入減少的問題。視情況或許必須過得節儉一些，或是尋找金援補助。

以憂鬱症來說，很多人**只休假三個月就想要回到職場，我認為這樣子復發機率太高了。**

實際上，第一次發病的人多半請假三個月就復職，但這些人只有生理狀況康

＊8：這是日本的情況，台灣讀者若有身心問題，可不用準備介紹函就直接向身心科洽詢，也不用等上兩、三個月。

復，心理上還沒有找回自信，所以很容易復發。

我建議大家至少要休息半年，可以的話，最好花一年的時間靜養。

既然停職期間拉長，經濟當然會成為一大問題。

儘管不願去想這種事，但要是連家人也一起倒下，那就得不償失了。因此，我建議家人要好好面對憂鬱，採取實際的對策。

若病患本人是一般上班族，可以看看健康保險有傷病給付制度，請記得去申請*9。

家人該如何面對憂鬱症病患

有些民眾來向我諮詢：「我的家人得了憂鬱症，但我不知道該怎麼面對他才好。」

從家人的角度來看當然會擔心，也想要做些可以為他做的事，但不知道該做到什麼程度才好，要是做錯了，就怕會有反效果。

的確，憂鬱症畢竟不是一種外表看得出來的疾病，患者每天的狀況也不一樣。**有時候，當旁人覺得當事人逐漸好轉時，他的病情卻又突然惡化，這其實是常有的事。**

＊9：內文為日本的情況，以台灣而言，勞工若因憂鬱症申請到殘障手冊，可申請勞保的失能給付。另外，台灣的全民健保規定，若憂鬱症患者領有重大傷病卡，就醫可免收自費負擔。參考資料：http://smart.businessweekly.com.tw/Reading/IndepArticle.aspx?id=34858

聽人家說，不可以對憂鬱症患者說加油，但要是對他說「不要那麼憂鬱啦」又會惹他生氣。

和憂鬱者相處就是這麼麻煩。

儘管如此，家人的支持仍然是很大的助力。

因此，我希望大家在能力範圍內予以協助。

為此，我希望各位先理解憂鬱者的心理。

想要一個人，但又想要別人關心

憂鬱症的人處於「想要一個人，但又想要別人關心」的狀態。

憂鬱者對各種事情都覺得心煩，尤其**和人相處特別耗費精神**，所以他們會盡量遠離人群。

但是，他們又怕和別人完全斷了關係，有這種矛盾的心理。

我總是請憂鬱者的家屬「**盡量待在隔壁房間陪伴他**」。和患者共處一室會造成他的壓力，但若患者感覺不到別人的氣息又會不安。

因此，**請待在隔壁房間，讓患者產生「身邊有人陪伴」的感覺。**

這樣的距離感對憂鬱者來說很自在。

如果患者本人願意的話，家人除了待在隔壁房間之外，也可以在他的房間陪伴他。

但是有例外。當患者有自殺念頭或自殘的可能性時，請不要讓他離開你的視線。此外，患者也有可能大量吞藥，要好好管理藥物。

家人保持冷靜，患者的症狀也會穩定下來

憂鬱者非常在意旁人的反應。

如果家人很慌張或心情沮喪，病患本人也會察覺，導致症狀惡化或拖長。

請家屬們記得保持冷靜。

憂鬱症這個疾病，需要讓患者有個能夠安心休養的環境。為此，家人要保持冷靜才行。

我當初發病時覺得**很對不起家人**，就連待在家裡都讓我感到難受。

然而，我的家人卻像什麼事都沒發生似地過著平常的生活，還面帶笑容地對

待我，讓我漸漸放下心來。

太太甚至對我說：「你待在家裡真好！」（笑）。

假如，那時候家人戰戰兢兢地對待我，我大概無法放鬆，病情說不定還會更嚴重。

我有時候會聽說有病患主動提出分居，但我個人不建議這樣做。憂鬱症確實會讓人想要一個人靜一靜，但**「孤立」是最大的敵人，「安心」才是最強大的夥伴。**

如果希望病患安心，就必須讓他產生「有人陪伴」的感覺。

最好的應對方式是「守護」

除了保持冷靜不慌亂之外，我希望各位家屬還要記住一件事，那就是「守護」。

憂鬱症的確是個嚴重的疾病，而且除了當事人以外，別人很難體會那種痛苦。從家人的角度來看當然會擔心，非常想要給予協助，但由於家人不是當事人也不是專家，所以你們能做到的最大貢獻就是「守護」。

別把當事人當成憂鬱症病患，而是用「他只是現在狀況不太好而已，一定會好起來」的心態來看待。

這樣做是最好的應對方式，不只是為了病患本人好，也是為了不讓家人感到壓力太大。

「我可以幫你嗎？」

不一定是家人，當身邊的朋友得了憂鬱症時，我希望大家**抱持「我可以幫你嗎」的精神來對待他們**。

看到親朋好友受苦很不好受，如果可以的話很想幫助他，這是很自然的情緒。

儘管如此，要是給他建議、邀他外出或去運動、和他聊天也只會造成當事人的負擔，對康復沒有幫助。

憂鬱者很重視人情義理，這樣做會讓他覺得「無法滿足你的期待，真的很抱歉」，更加被逼入絕境。

與其為了他好而提出建議，不如等他自己提起動力。

不過，因為不知道該如何應對而不管他，也不好。

這時，就輪到「我可以幫你嗎」上場了。

請你若無其事地問他：「有沒有什麼要我幫忙的？」

如果他說沒有，就回答：「好喔。那如果有需要的話要找我喔！」然後離開即可。

當他希望你為他做些什麼時，只要說「OK」並滿足他的需求，這樣就夠了。

別因為對方有憂鬱症，就百般顧慮地猶豫要不要向他搭話，而是要**抱著「他只是暫時比較不方便」的感覺來對待他。**

因此，只要問「要不要我幫忙」就夠了。

這樣的對話看似沒什麼，卻能讓當事人在過程中找回安心感，走上康復之路。

假如患者總是回答「沒事」，也請不要著急，先默默忍耐並等待。

當他有需要時一定會開口。那一天一定會來臨。

我自身的情況

在章節最後，我想和大家分享太太當時如何和憂鬱症的我相處。

順便一提，我對那時期的記憶相當模糊，很多事情都是事後問太太才知道。

現在回想起來，真的覺得她對待我的方式很棒，很感謝她。

1．確診憂鬱症之後

當我確診憂鬱症時，太太最先想到的有兩件事。

第一件事是「我自己是醫護人員卻沒有注意到，真的很對不起」，第二件事則是「接下來的生活怎麼辦」。

經濟問題尤其必須慎重考慮。

以我家來說，幸好我太太也是全職工作者，所以她判斷經濟應該暫時沒問題。她說，這是她能夠安心守護我的一大原因。

在我的個案當中，也有正值壯年的一家之主憂鬱症病發的案例。要是孩子都還很小，太太沒有工作的話，情況就更嚴苛了。

儘管如此，家人還是要保持冷靜，最好盡早考量家庭經濟該怎麼辦，該如何維持生活。

公所的社會課有社工，找他們諮詢是免費的，去問問看有沒有可以領取的補助或援助制度。

＊2．與憂鬱奮鬥時

這段時期，我都只是躺在床上，所以平時都是我看家。

夫妻之間也沒什麼對話，**主要就是「我出門了」、「你回來了」和「要不要吃飯？」、「要洗澡嗎？」**這樣而已。

原則上，只要我不開口，太太也不太會跟我說話，只是在隔壁房間做事。

我還記得，光是知道太太就在隔壁，就讓我有一種沒來由的安心感。

再來就是前面提過的**「我可以幫你嗎」**。

「有什麼我能幫你的嗎？」

太太經常這樣問我。沒有需求時，我會回答「沒有」，她便回答：「好。那我人就在隔壁，有事的話叫我喔！」

如果我提出要求，她就說「OK」。

這樣的對話真的很簡短，但我很感謝，也很開心。

✳3．恢復期

當我開始慢慢恢復時，便覺得光是躺在床上也很難過，身體漸漸動了起來。

不過，要出門難度還是太高，所以我就在家裡找事情做。

我用繩子把舊報紙綁起來，在太太回家時向她報告這件事。

結果她說：**「哇，謝謝你幫我把報紙整理好！」**

這句「謝謝」產生了效果。自從生病以來，這是我第一次產生「自己辦到了」的感覺。

從此之後，只要身體狀況不錯，我就會整理家裡。

太太每次都會誇我：「家裡變乾淨了，謝謝你！」接下來，我竟然還跑去五金行買置物架來自己組裝，把家裡整頓得更好。

我清楚地記得，這時我的身體突然可以好好活動了。

在此之前，當太太問我要不要外出，我總是拒絕，但這時我開始能夠經常陪她去買東西了。

但是，到人多的地方還是會讓我感到不自在。在食材賣場時，太太注意到我舉止怪怪的，就指著賣場裡的商品對我說：**「啊，你看這個！也有賣這種東西耶！」**藉此轉移我的注意力。

我當時完全沒有想到，這樣的體驗竟然會在幾年後連結到「心靈重開機計畫」的「停止」。

除此之外，和疾病奮鬥的我出於焦急而想要進修或考取證照，一取得相關資料就接連拿去給太太看。

她一定會反問我：「是可以啦，但是為什麼？」如果不行她就會直說，可以的話她就會在背後推我一把，鼓勵我去做。

在我開始準備考證照時，太太裝作漠不關心的樣子。在我把學到的知識拿出來炫耀時，她則是很開心地附和我：「原來是這樣啊，現在才知道！」

從這時開始，我的病情便有了明顯的好轉。

＊

當家人罹患憂鬱症時，真的在各種方面都很辛苦。

而且，「無法預測什麼時候會痊癒」也令人不安。

即使如此，家人的支持還是會成為很大的力量。

不要慌，面帶笑容地守護他，然後問：「有沒有我可以幫忙的？」只要記住

這一點就沒問題了。

專欄

比憂鬱症更可怕的「癒後憂鬱」

憂鬱症真的是個很棘手又可怕的疾病，實際上，當憂鬱症的症狀消失，當事人回歸社會後才更可怕。我將此稱為「癒後憂鬱」，若一個不好，就會陷入比憂鬱症初次病發時更糟糕的狀態。

即使憂鬱症治癒，症狀消失，當事人能夠重新回到社會上活動，但原本擁有的自信、動力和過去累積的經驗全都喪失了，這樣的感覺會一直留在他心裡。在這種狀態下去到外面的世界，不可能不會害怕。

我當初復職時被交付負擔比較輕的工作，但我仍然覺得自己無法勝任，甚至連別人來搭話都會令我害怕。雖然公司很顧慮我，但我還是沒有自信，滿腦子想著「我辦不到」。

除此之外，我也很怕憂鬱症復發。得過憂鬱症的經驗非常難受，儘管康復了，當時的記憶還是深深留下了陰影。只要身體稍微有點使不出力，或是心跳快了一點，就會懷疑該不會要復發了。

以我自己來說，我憂鬱時會出現「臉頰肌肉緊繃」的感覺，成為身體的記憶。只要出現這種感覺，我就覺得「它又來了」，之後也好幾次搞壞身體而請假。憂鬱症難纏的地方，就在於「喪失自信」和「害怕復發」，而我認為就是這兩個因素導致憂鬱症復發機率很高。

但是，我現在完全不擔心憂鬱症復發，因為我認為「臉頰肌肉緊繃」和憂鬱症沒有因果關係。

有句話說「病由心生」，或許真是如此。

第五章

擺脫憂鬱後，等著我們的是……

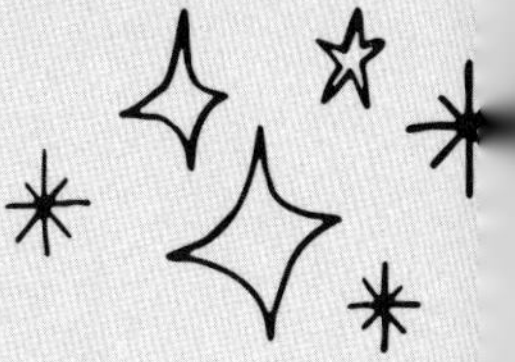

身陷憂鬱漩渦的人，就好像被埋在土裡一樣，周遭伸手不見五指，被黑暗壓迫著。

想要逃出去，就只能在土裡挖一條前往地表的隧道。

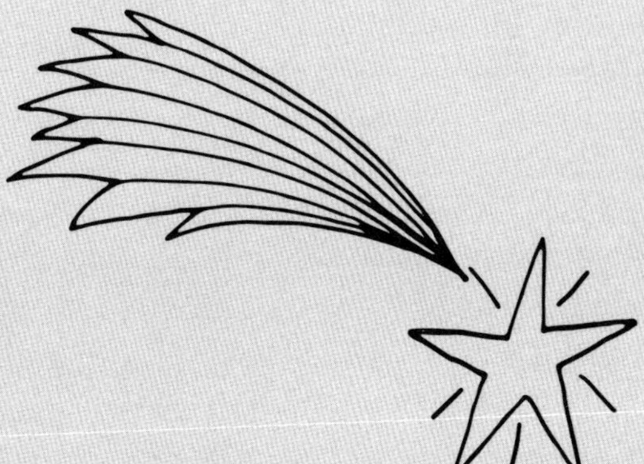

重點在於「擺脫憂鬱後的人生怎麼過」

前面的章節主要是傳授「擺脫憂鬱」的方法，到了最後這一章，我想談談擺脫憂鬱之後的事。

我認為，**和擺脫憂鬱比起來，更重要的其實是「能讓自己未來的人生過得有多充實」**。

即使擺脫了憂鬱，若康復之後仍然感到不安，無法過著想要的人生，這樣還能算是成功戰勝憂鬱嗎？

我問了那些從憂鬱中康復的人，有些人說：「陷入憂鬱是件好事，讓我很有收穫。」有些人則說：「我很想抹去那段憂鬱的過去，不但什麼都沒得到，還失去很多東西。」

聽了他們的故事，看到他們的生活狀況，我認為一定是前者過得比較幸福。

在這一章，我想和各位分享擺脫憂鬱後過著幸福生活的三個人的現況。

這三個人是一七四頁起「憂鬱症痊癒後獲得順心人生的真實案例」中登場的高橋春樹先生、田村美穗小姐，以及我自己。

春樹先生和美穗小姐擺脫憂鬱已經八年了，而我則是超過十年，現在我們三個人都過著生病時難以想像的生活，而且毋庸置疑地很幸福。

我們三個人為什麼能夠變得像現在這樣呢？關於這一點後面會再說明，在這之前，我想先談談我們的現況。

春樹先生：「得了憂鬱症真好。」

順利回歸職場的春樹先生，後來依然繼續在縣政府工作，還利用閒暇時間學習神經語言學和教練式領導，持續磨練自己。

這樣的日子過了四年之後，某一天我收到春樹先生來信，說是有事想跟我談，於是我們就通了電話。

他在電話中說想要辭掉縣政府的工作，語氣聽起來有力而堅定。

我問他：

「你太太怎麼說？」

他回答：「她說好，但也說『不管你做什麼都要快樂』。」

聽到這句話我也放心了，確定他再也不需要我擔心，並且告訴他：

「課程結束以來的這四年，你很努力喔！我覺得這樣已經夠了，恭喜你！今後我也會一直幫你加油的！」

在那之後，他開始想要幫助和自己一樣因為工作而精神受苦的人，準備考取產業諮商師與生涯顧問等執照，並且也順利考上了。後來，漸漸有工作找上他，我也收到他傳來令人開心的消息，說是他即將在某大學的就業輔導室擔任生涯顧問。

我問了他兩個問題。

✳回顧憂鬱症那段時期，你有什麼感想？

「我過去一直責怪自己，既疲憊又痛苦，感想就是一句『再也不想回到那時候』。不過，得了憂鬱症讓我接觸到教練式領導，得以認識許多人，因此才有現在的我。

如果沒得憂鬱症的話，我就不會遇到那些人，所以我覺得罹患憂鬱症不只有壞事，反倒應該說，得了憂鬱症真是太好了。」

✳你覺得自己現在的生活如何？

「辭掉縣政府的工作，我一點也不後悔。辭職和去考產業諮商師與生涯顧問，全部都是我自己下的決定，接下來只要努力去做就好。啊，不過我會小心不要太拚命。老實說，雖然仍然會感到不安，但我更加期待自己的未來。」

春樹先生復職後的人生，在我看來感覺很愉快，也充滿了活力。

他不再像以前那樣怪罪別人，而是親自為自己的人生負責，讓我感受到他有著從前沒有的強韌心志。

而且，當初他之所以能夠克服憂鬱，最重要的就是他和太太之間的情誼，而它現在又更加堅韌。無論未來再發生什麼困難都不怕了。

☆美穗小姐：「我學會陪伴人了。」

美穗小姐上完教練式領導課程後幾個月，我收到了一張明信片。明信片上印著在輕井澤小教堂舉行的婚禮照片，一對新人綻放著笑容，新娘就是美穗小姐。她穿上婚紗的模樣真的很美。

明信片上還寫著：

「托您的福，我再也不用吃藥了。我一定會幸福的！」

美穗小姐克服憂鬱症，也結了婚，之後仍然繼續在原本的公司上班。她捎來令人開心的訊息，說每天工作都很快樂。光是這樣就夠幸福了，但她還想要幫助像從前的自己一樣受苦的人，因此來參加我的教練式領導講座和私人課程。

幾乎一切都如同她在課程最後一天所規畫的實現了，但她遲遲沒能懷上孩子，以年齡來說大概不容易了，就連我也覺得這一點恐怕克服不了。

某一天，我決定要舉辦活動，睽違許久寫了邀請信給美穗小姐，沒想到竟然收到「我很想參加，但是現在忙著帶孩子」的回覆！

隔年春節，我收到美穗小姐寄來的賀年卡片，上面印著展露笑容的她，以及一個非常可愛的小女孩，並用我熟悉的字跡寫著：「多虧有了『心靈重開機計畫』，我沒有產後憂鬱和育兒憂鬱，過得很快樂！」

我也問了她那兩個問題。

✳回顧憂鬱症那段時期，你有什麼感想？

「之所以會得憂鬱症，是因為我太拚命而『沒電』了，某方面來說也是沒辦法的事。但後來我把自己當成悲劇主角，沉浸在『自己好可憐』的心態中，讓病程拖長，這樣是不是很可惜？

儘管如此，我因為憂鬱症而長期痛苦掙扎，才得以接觸到『心靈重開機計畫』，能夠重新審視自己。

這些痛苦掙扎並加以克服的經驗，如今已經成了我的寶物，讓我覺得自己的人生這樣真是太好了。

我覺得，正因為自己有過這些經驗，我才懂得如何在自己或親朋好友脆弱時予以陪伴。」

✳你覺得自己現在的生活如何？

「我過得很愉快，遇到什麼事都會找方法解決，發掘它有趣的一面。就連辛苦的時候，也能抱著『現在雖然很辛苦，不過沒關係，總有一天我一定能夠把這件事拿來說嘴』的心情來度過。

認真和努力應該是我的優點才對，但我卻因此得了讓自己受苦的病，有段時間曾經很厭惡自己；但現在，我把認真和努力當作自己的特色加以接納，並與它們和平共處。」

美穗小姐的結局簡直像電視劇一樣戲劇化，但我認為她有好結局並不是偶然，而是她自己創造的。

每次一想起美穗小姐的事，我就覺得人的可能性實在超乎想像，同時也感受到「不放棄」的重要性，以及「多少想要向前邁進」的信念多麼有價值。感謝美穗小姐讓我知道，人類真的不可小覷。

電車上的風景

這幾年，我每個月都會到東京出差一、兩次。

我從三重縣津市搭近鐵到名古屋，再從名古屋搭新幹線到東京*10。

每次搭近鐵時，我總會想起那時候的事。

「那時候」是指二〇〇一年夏天。

從我得了憂鬱症，一直到無法上班的那段日子，我搭乘的路線就是近鐵的津市到名古屋這一段。那時我幾乎每天都覺得好累好痛苦，可是又不能不去上班，抱著這樣的心情搭電車一個小時。

我拚命把想要逃避的念頭按捺下來，擠在爆滿的電車上搖搖晃晃，這到現在也成了令人懷念的回憶。

＊10：近鐵的全名為「近畿日本鐵道」，於大阪、奈良、京都、三重縣與愛知縣運行。文中提到的名古屋，即位於愛知縣。

現在，就連我在電車上看到的景色也和當時不同。當我正處於憂鬱時，看到的淨是一臉不高興或不懂禮貌的人，從車窗看出去，也只注意到髒亂的工廠。同樣是搭電車，我現在很自然而然地就會去留意可愛的嬰兒，或是車窗外的美麗花朵，總覺得這個世界閃耀著光芒，心想：「活在世上也不錯嘛！」

即使身處同樣的環境，眼中看到的景色，也會因為看事情的角度不同而大相逕庭。

只看負面事物，就會覺得自己遇到的都是討厭的事。**如果試著去看正面的事物，就會覺得彷彿整個世界都站在自己這邊。**

「憂鬱倖存者」很強大！

在那之後至今已經十八年，過了一段很長的時間。現在回想起來，那段時光相當充實。

憂鬱症病發、復職、辭職、和不安定的自己奮鬥、遇見教練式領導，直到現在。我有時會用「憂鬱倖存者」這個字眼來形容自己，但老實說，我的感想是：

「還真虧我能存活下來啊！」

在這十八年當中，即使身體能動了，我還是面臨了各種困境和課題。起初每次都會受到傷害，但自從我成為心靈教練後的十年來，就連這些傷害都能轉換成動力。

讓我察覺自己已經改變的最大原因，就是我**不再逃避**了。

從前，對於討厭或麻煩的事情，我總是抱著「先逃避再說」的態度。

我討厭和別人爭執（其實現在也不喜歡這樣），所以會避免和別人意見衝突。

即使聽到不中聽的話，也會忍耐過去。

當上司想把麻煩的工作交給我時，我總會說「好難啊」或是「會花很多時間喔」，盡量選擇輕鬆的做。

以前的我凡事都是這種調調，所以才會得憂鬱症，這是我的報應。

我不再逃避並不是因為心靈變得強韌，而是因為我從疾病中學習到：**「一旦逃避，未來會更痛苦。」**以及「世界上沒有過不了的關」。

這樣的變化不只我自己感受到了，就連周遭的人也很常說：「你變了呢！」他們最常對我說的是：**「你變得笑口常開了！」**以前的我是笑不出來的，總是強顏歡笑。

此外，他們還說我**「總是活力十足」**，然而從前的我基本上是死氣沉沉的。

憂鬱症是神明賜予的禮物

現在回顧那段憂鬱時期，我會疑惑：「為什麼我從前總是單打獨鬥呢？」

明明沒有人放棄我，也沒有人瞧不起我，但我為什麼連一句求救的話都說不出來呢？

我想，那一定是因為我那渺小的自尊心作祟，抱著不願屈居人下的傲慢心態，才塑造出不敢向別人求救的我。

得了憂鬱症之後，我學到很多。

其中最大的收穫，就是**我失去了一切，使我把自尊心和傲慢也一併捨棄。**

據我太太所說：「決定要轉職的時候，你整個人都很高傲，讓人受不了。得了憂鬱症之後，你變得比之前好多了，做為一個人的廣度也擴大了。」

在某種意義上，經歷憂鬱症讓我變了個人。對我來說，憂鬱症是神明賜予的禮物。

憂鬱症使我更常心懷感謝

說到我現在的生活，用一句話形容就是「很充實」。

托大家的福，實際上我過得非常忙碌，感覺一直在工作，但完全不覺得辛苦或不想幹了，反倒該說相當樂在其中。

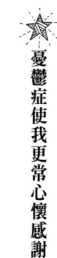

工作上當然也有辛苦的地方，但我總會想：**「若能克服的話，會有更開心的事等著我。」**所以不覺得疲憊。

如今我正享受著這種充實的人生，和以前比起來，我的想法有了十分顯著的改變。

那就是「**經常心懷感謝**」。

我以前總是認為，我得到的成果是「自己」努力得來的，工作也是「自己」選擇的，一切都是自己的功勞。

然而，現在我覺得，是因為有許多人支持我，我才有現在的工作，過著現在的生活。

我說「謝謝」的次數確實增加了。回想起來，罹患憂鬱症或許就是為了讓我察覺這一點。

能不能克服憂鬱，其差異在於……

春樹先生、美穗小姐，還有我。

前面介紹了我們擺脫憂鬱後所度過的幸福人生。

除此之外，還有很多人在擺脫憂鬱症或走出憂鬱狀態之後，成功轉職、結婚、考上大學、改善了職場上的人際關係、升遷或找到夢想，過得很幸福。

我相信**「憂鬱一定能找到出口」**。

實際上，我自己就是這樣，春樹先生和美穗小姐也是如此。但是，世界上還是有人「看不到出口」。

我們之間的差異在哪裡呢？

八年前，我遇見了一個人，使我察覺了這個差異。

八年前，地方上的電視台報導了我的事，陸陸續續有人前來找我諮詢。

在那當中，有一位男性和我年紀相仿，他確診憂鬱症，一直過著和憂鬱奮鬥的生活。

他已經留職停薪三、四次，也換了四家醫院。每次轉院，他和家人都相信這次一定能夠痊癒，但總是事與願違。

我至今仍然記得當時的他表情很灰暗，駝著背，說起話來很小聲。

他和我年紀相差不大，但外表看起來卻比我蒼老許多。

由於他來自遙遠的外地，以及最後還是決定繼續向從前的主治醫師求診，所以我沒有機會協助他。然而，在見到他之後好幾天，我一直左思右想。

原因是，他得到憂鬱症的時期和環境和我非常相似，而且我初期的症狀還比他嚴重。

儘管如此，在病發幾年後，我們所處的情況完全相反。

我和他的差別究竟是什麼？我一直在思考這件事，然後得出了答案。

我想著「我要治好憂鬱症，想知道該怎麼做才能康復」，但他卻想著「希望有人能夠治好我的憂鬱症」，差別就在這裡。

事實上，春樹先生、美穗小姐和我的個案們，每個人的想法都是：「我要好起來！我想知道該怎麼做才能痊癒！」而前來上我的教練式領導課程。

相較之下，也有人老是說：「要是有更高明的醫生就好了！」或是說：「都換了好幾家醫院，還是沒人能幫我治好！」

我的意思並不是說不可以依賴醫院。

認為「只要完全仰賴專家就好」，抑或是抱著「想要借助專家的力量，自己努力痊癒」的心態，會得到不同的結果。

你覺得哪一種比較好呢？

一定有出口

身陷憂鬱漩渦的人，就好像被埋在土裡一樣，周遭伸手不見五指，被黑暗壓迫著。

想要逃出去，就只能在土裡挖一條前往地表的隧道。

你當然也能請別人為你挖隧道，把你往上拉，但這樣一來，你就學不到挖隧道的方法，不知道該怎麼逃出來。

這樣一來，當你再次被埋進泥土中時，又必須等別人來救你。

所以，你要自己鑽研挖隧道的方法，找到出口。

這樣做，你才能學到逃出黑暗的方法，並且從這次經驗中培養出「靠自己辦到」的自信。

但是，要持續挖隧道並沒有那麼容易，因為直到看到出口之前，不管你怎麼挖，眼前都只有泥土，永遠都在黑暗之中。

我會協助這樣的人選擇正確的方向和方法，讓他能夠靠自己的力量擺脫黑暗，培養靠自己克服困難的「自我恢復力」。

這是我的職責，「心靈重開機計畫」就是為此開發出來的。

如此持續挖掘，只要能夠把一根手指伸出地表，就會有光照進來。

那道光將會為你帶來希望和自由。

我相信「一定有出口」。

所以，請你直到最後都不要放棄。

你一定能找到出口。

後記

「我的人生完蛋了。」十八年前罹患憂鬱症時，我是這樣想的。

當時，我做夢也沒想到自己未來竟然會成為心靈教練，幫助和自己一樣苦於憂鬱的人。

罹患憂鬱症之後，我不安到了極點，擔心自己的身體、精神、工作和家庭等一切，但還是一邊摸索一邊前進。我學到很多，累積各種經驗，開發出自己的抗憂鬱方法，為別人做出貢獻。

這次，能以書籍的形式向更多人分享自己的經驗，讓我感到無上的喜悅和幸福，非常感謝。

我把自己從事教練式領導時最重要的部分，都寫在本書裡了，有些讀者可能會懷疑它是不是真的有效，但「心靈重開機計畫」是我長年實際運用並得到成果的方法，如果可以的話，希望大家能夠實踐一個半月，應該會逐漸感受到變化才是。

人生會遇到各式各樣的事，有些會令人內心受挫。我相信，即使身處黑暗，只要不放棄地繼續向前走，一定能見到光芒。克服難關之後，它最終會化為一份大禮做為回報。

讀完這本書之後，若你心中萌生了「不放棄，繼續努力」的動力，我會很開心的。

最後，我想向協助我撰寫這本書的人們道謝。

責任編輯友部綾子小姐自始至終都很親切地對待我，拜她之賜，我才能毫無壓力愉快地執筆。

感謝細川貂貂老師為這本書畫了封面插圖和漫畫，當初聽說這件事時，我驚訝得大喊：「真的假的？」實在非常光榮，您讓這本書成了我的驕傲，謝謝您。

感謝改變我人生的三位老師，平本相武老師、酒井利浩老師和宮越大樹老師。如果沒有接觸教練式領導，我一定不會改變。感謝每一位同為教練的夥伴，當我感到氣餒時，你們總是在背後鼓勵我。

感謝親愛的個案和課程學員，因為遇見了你們，我才能以教練和個人之姿獲得成長。另外，我還要感謝這次爽快答應提供自身經驗做為實例的四位朋友，你們的故事一定能為許多人帶來勇氣。

另外，還要感謝生下我、將我撫養長大的父母親，以及我唯一的弟弟。全家人一起克服各種難關的經驗，成了我的寶貴資產，能和你們成為一家人真的太好了。

最後，我要感謝太太美紗子，總是用笑容支持我走過這波瀾萬丈的人生，如果沒有妳，就不會有現在的我，慶幸與妳相遇。還有我心愛的狗狗福千代和愛琉，你們真不知道為我帶來了多少療癒，謝謝你們來當我們家的毛孩子。

祈禱我人生中遇過的人，以及未來即將相遇的人都能幸福。

川本義巳

國家圖書館出版品預行編目資料

一天 3 分鐘，擺脫憂鬱！：10000 人實踐的教練式領導法，改善當下的焦慮與不安 / 川本義巳著 ; 伊之文譯 . -- 初版 . -- 臺北市 : 日月文化 , 2021.5
256 面 ; 14.7*21 公分 . --（大好時光 ; 42）
ISBN 978-986-248-959-8（平裝）
1. 憂鬱症 2. 心理治療
415.985　　110004022

大好時光 42

一天 3 分鐘，擺脫憂鬱！

10000 人實踐的教練式領導法，改善當下的焦慮與不安

1 日3 分でうつをやめる

作　　者：川本義巳
譯　　者：伊之文
主　　編：俞聖柔
校　　對：俞聖柔、張召儀
封面設計：高小茲
美術設計：LittleWork 編輯設計室

發 行 人：洪祺祥
副總經理：洪偉傑
副總編輯：謝美玲
法律顧問：建大法律事務所
財務顧問：高威會計師事務所
出　　版：日月文化出版股份有限公司
製　　作：大好書屋
地　　址：台北市信義路三段 151 號 8 樓
電　　話：(02)2708-5509　傳　　真：(02)2708-6157
客服信箱：service@heliopolis.com.tw
網　　址：www.heliopolis.com.tw
郵撥帳號：19716071 日月文化出版股份有限公司

總 經 銷：聯合發行股份有限公司
電　　話：(02)2917-8022　傳　　真：(02)2915-7212
印　　刷：禾耕彩色印刷事業有限公司
初　　版：2021 年 5 月
定　　價：320 元
I S B N：978-986-248-959-8

生命，因閱讀而大好